卡特琳娜‧布林克曼 Katharina Brinkmann 著　曾致祥 譯

50組
在家徒手健身
腹腿臀計畫

50種課表
X
50個動作

只要照表操課
打造全身曲線
與**健美身材**
居家練肌力，增肌‧燃脂‧塑身

50 Workouts – Bauch, Beine, Po. Die besten Übungsreihen für die perfekte Bikinifigur

CONTENT

目錄

腹腿臀
最佳訓練計畫

1

健身房的長銷課程

　　沒有一個健身課程像腹腿臀訓練這麼受歡迎。腹腿臀課程也常常被稱為塑身課；這個概念興起於 1980 年代，從此成為變化快速健身市場的熱門長銷課。原因在於：平坦小腹、結實大腿、翹臀被視為好身材的體現，而這項訓練正好針對這三個肌群。用節食瘦出比基尼身材的說法經不起時間的考驗；針對性的重量訓練和高強度間歇訓練可以鍛鍊肌力與耐力，是現今訓練腹腿臀最有效率的方式。你在書中可以找到有效練出比基尼身材的運動，更棒的是，你可以不用上健身房。這些有效訓練完全採用自己的體重，加上幾樣方便放在家裡的簡單道具，就能讓訓練更多元。

有效率的訓練

　　許多人心中不免有一頭小懶豬，而「沒有時間」就是最常見的怠惰理由。在運動領域裡有時會聽到「少即是多」，但這句話是用來指訓練強度。以前流行在公園快走和慢跑 90 分鐘加速燃脂，但是那個時代已成為過去。近年來的最新科學研究指出，高強度、短時間的有氧運動的減重效果，比長時間、中強度的運動來得更優異。

　　就訓練效果來說，高強度間歇訓練（HIIT）、循環訓練和 Tabata 是塑造體態的好方法。再來一點是，用簡單的訓練對治內心懶散的人是順水推舟。這些訓練不像傳統的重量訓練需要槓鈴等大型器材，也不需要上健身房，還為你省下健身房的會員費。這些條件已經大大提高你內心小懶豬起來運動的動機了吧！但是最大的動機還是訓練成效。針對性的肌力訓練、肌耐力循環訓練可以讓你的腹腿臀平滑緊實，你只要持之以恆，就可以看到成果。

訓練架構

　　無論是初學者還是有經驗的運動員，都可以直接從本書第 14 頁第 2 章簡單明確的訓練模組開始練習，還可以根據你的時間考量、運動目標與健身經

驗，在書中找到合適的運動。體驗過高強度間歇訓練和組數訓練後，就可以慢慢增加你的訓練難度。

不同的訓練方式：組數訓練、循環訓練和 Tabata

組數訓練：組數訓練是最早出現也最常見的重量訓練方式。如今在不使用器材的功能訓練中，循環訓練也奠定了基礎。由於兩者都有優點，我們的運動課表都會採用。

循環訓練：在做循環訓練時會連續練習課表上的運動。通常會有 6 到 12 個練習，每個練習中間間隔 15 到 30 秒的休息時間，相對來說可以快速地做完訓練。在耐力訓練部分，每個動作會重複 15 到 20 次；組數訓練會把每個練習重複 2 到 3 組。意思是說，動作重複 15 到 20 次之後會有短暫的休息，接著重複同樣的訓練，再次鍛鍊同樣的肌群。這樣練習會讓單一肌群的疲勞暫時擴大，並且可以有效促進肌力與肌肉增長。相比起來，循環訓練更能鍛鍊到心血管系統。交替輪換是循環訓練的核心。身體要進步，經常需要有新的刺激。因此我在課表上除了提供訓練要做的組數之外，也安排了循環訓練。

Tabata：最近還有一個很流行的訓練叫做 Tabata，也是一種高強度間歇訓練。基本上 Tabata 也是一種循環訓練。高強度運動特別適合訓練心血管和燃燒脂肪。一次 Tabata 包含 8 個區間，每一次不超過 4 分鐘。一個區間是指做 20 秒最大負荷練習，在做下一個 20 秒的高強度訓練之前，要間隔 10 秒鐘的休息。本書中第 47 到 50 號課表是 Tabata 訓練，相對於組數訓練及循環訓練來說，Tabata 要注意訓練時間，目標是在指定時間內，動作做越多次越好。極大的動機和全力以赴是訓練成功的前提。你能在書中 47 到 50 號課表找到這個訓練方式。依照分類來說，Tabata 屬於高負荷，如果你是初學者，要先由強度較小的練習開始。

次數、時間、休息、組數及強度

好的訓練需要有好的架構。所有 50 組課表就是按照這個原則建構出來

的，讓你對訓練動作和練習方式一目瞭然。閱讀接下來的簡短說明，你就知道如何執行訓練計畫。

次數和時間

每個訓練範圍都是由這兩個數字決定。它們代表了每個動作要做多久，身體每一邊要做多少次。練習時要計算動作次數，目標是做到課表上給的數字。身體兩邊要做到同樣的次數，舉例來說弓步蹲要做 10 次，意思是每一邊都做 10 次，一邊做完換到另一邊。這個原則也類推到練習時間。有些訓練，特別是耐力訓練，以及像是棒式、側棒式等靜態停留運動，練習時間以秒計算。

休息

休息（以秒計）是練習後的短暫間隔時間。循環訓練的休息是指在下一組訓練開始之前；組數訓練是在接二連三多次練習後，在每一組之間休息。

組數

組數訓練和循環訓練有很明顯的不同。在著重肌力的組數訓練中，你要多次接連著練習，每次重複就算一組。以 15 個深蹲為例，完成 15 下深蹲就結束了一組。接著按照指定的秒數休息，然後同樣的動作接續做第二組或第三組。在循環訓練中，每個動作做一次就算完成，短暫休息後接續下一個動作。循環訓練裡的一組是把所有動作都做過一遍，因此用輪數來表示。

強度

為了讓健身新手與雄心壯志的運動員都可以做書中的訓練，所有訓練都做了強度分級。給新手的初階訓練用強度 1 表示，強度 2 的練習是給完成初階訓練且有經驗的訓練者。進階與專業訓練者要選擇最高強度 3 的課表練習。

訓練架構

每一份課表占一個跨頁，左頁表格，右頁動作圖解，讓你能夠一眼掌握所有資訊。要照課表安排的動作順序進行，並且盡全力達到目標。

難度分級

　　所有訓練都標示了難度，從①（初階）、②（中階）到③（高階）。如果你缺乏健身經驗，或是需要較長的休息時間，最好從初階開始練起，一旦發現身體無法再進步，就可以將難度提升到中階。從中階晉升到高階也是用同樣的判斷方式。如果你有足夠的訓練基礎，也可以直接從中階開始。

　　由於每個練習都標示了訓練強度，新手在必要時也可以從這些標示了不同強度的課表開始練起，強度較高的練習可以做慢一點，減少練習時間和次數。有些課表標示出不只一個難度，譬如說同時標示了①和②，或是②和③。這些課表的強度比較高，可能是要做的次數比較多，或是訓練時間比較長，但是訓練動作是一樣的。意思是說，等你做完這些加強難度的課表，就會感受到自己的健身程度明顯升級。

輔助器材

- **小球**：在一些訓練中，你會需要小球或是其他可以讓雙手舉高並且施力的替代品。

- **瑜伽球**：許多人家中有瑜伽球，就算不當作健身器材，也可以當成座椅。瑜伽球有非常多樣的訓練全身方式。它有不同的直徑大小，你可以依照自己的體型選購。身高介於 155 到 175 公分的人，適合使用直徑 65 公分的瑜伽球。若你的身高在 176 到 185 公分之間，適合使用直徑 75 公分的球。身高在 186 公分以上，就要使用直徑 85 公分的瑜伽球。瑜伽球大約七八百元，對於訓練來說是很值得的投資。

- **拉力帶或彈力帶**：長約 1.5 到 2.5 公尺的拉力帶是簡單且廣泛使用的訓練器材。不同製造廠的乳膠彈力帶有不同的強度，並以顏色來區別。同樣簡單好用的還有迷你彈力帶（環狀帶），是一條大概 20 公分的橡膠圈，比拉力帶來得薄，也有不同的強度可以選擇，價格大約兩三百元，是個經濟實惠的輔助工具。我們會用在內收、外展大腿的訓練裡，利用彈力帶的阻力來訓練大腿和臀部的肌力。使用較長的拉力帶，訓練效果會更好。也可以把橡皮圈串成帶子當作迷你彈力帶練習。

- **毛巾**：很適合用來讓弓步蹲有不同的變化。我們可以利用毛巾，讓一隻腳向側面或向後滑動。
- **箱子**：有些訓練會需要用到一個穩固的盒子或箱子，讓一隻腳踏上去改變高度。

訓練計畫的要素

- **規律顯成效**：照著書中的計畫練習，讓訓練成為你的日常並且不可或缺。訓練時間從 15 分鐘到 45 分鐘不等，你可以按照自己的時間表安排練習。我建議你每週規律訓練兩到三次，而且最好要安排兩天休息日，因為休息同屬於訓練的一部分。如果你想要練得更頻繁一些，我建議你做部位練習，意思是特定加強身體某一部位的肌群。你可以在書中找到個別針對腿部、腹部、臀部的課表，這些訓練可以每天做。
- **訓練時要保持良好姿勢**：一方面，你可以避免姿勢不良和過度疲勞，另一方面除了可以訓練到較大的肌群外，還可以訓練到負責穩定的小肌肉。
- **選擇正確的強度**：不必為自己加上過多負擔，但要確保訓練對你有挑戰性。有句話這麼說：「一分耕耘，一分收穫。」要鍛鍊肌肉，就要給它挑戰；要燃燒大量的卡路里，你要走出舒適圈。課表分成三種難度，在第 9 頁有相關解說。
- **訓練前要熱身！** 在訓練前花 5 到 10 分鐘做好熱身。為了達到良好的訓練成效，訓練結束後再花上幾分鐘伸展和放鬆，有益於身體的修復。接下來要介紹訓練前的暖身操和訓練後的放鬆伸展動作。

訓練前的熱身

每一個好的訓練都需要做好準備，因此每次訓練都可以從下面六個暖身操開始。你要熱開所有的大肌群，讓你的肌腱、韌帶、關節和肌肉都準備好要運動。也許你家裡有滑步機、飛輪健身車或跑步機，它們都可以你讓在 5 到 10 分鐘內做好熱身。接下來的每一個熱身動作要做 **30 到 60 秒**。

雙手畫圓

1. 雙腳站立與髖關節同寬,雙手由前向後畫大圓。

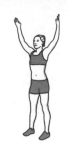

原地高抬腿

1. 雙腳站立與髖關節同寬。手放在身體兩側,手肘彎起。盡可能抬高一邊的膝蓋,對側的手往上擺,手肘去碰膝蓋。上半身保持直立,支撐腳站穩。

2. 抬高的腳回到起始位置,換邊,抬起另一隻腳重複同樣動作。持續交換做。

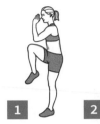
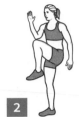

動態側蹲

1. 雙腳向兩邊跨開,腳掌平行,雙手叉腰。彎曲一隻腳的膝蓋,並把身體的重心轉移到彎曲的膝蓋上,另一腳伸直。

2. 左右膝蓋輪流彎曲。彎曲時要停留幾秒鐘。視線看向前方。

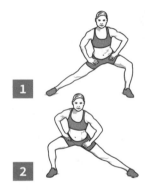

四足跪姿脊椎放鬆術

1. 呈四足跪姿,雙手放在肩膀下方,膝蓋在髖關節下方,腳背貼地。肚臍內縮,骨盆稍微往前推,同時下巴朝胸部內縮,讓脊椎彎起,呈圓背狀。雙手用力往下撐地。

2. 接著讓腹部自然下沉,背跟著往下彎,把臀部往上推。動作時胸骨往前推,頭往上抬,視線看向前方。緩慢流暢地彎曲和伸展脊椎。

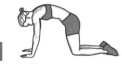
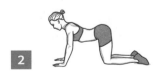

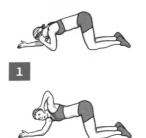

胸椎肩膀放鬆術

1. 呈四足跪姿，前臂著地。手肘放在肩膀正下方，髖關節微微往前越過膝蓋，單手抱頭，手肘離開地面。
2. 上半身朝抱頭那一側旋轉，然後轉回來。視線要隨著手肘移動。換邊做。

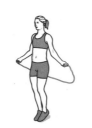

跳繩

雙腳站立與髖關節同寬。用手腕關節微幅甩動繩子，小步跳繩，盡量用腳尖輕輕著地。如果沒有繩子，雙手可以配合雙腳跳躍擺動。

運動後的伸展

運動之後好好休息跟做訓練一樣重要。在休息期間，身體會儲存更多能量來面對下一次訓練。訓練之後出現身體疲勞和肌肉痠痛是很正常的，下面的五個伸展運動可以紓緩緊繃的肌肉，而且都是針對我們訓練的腿部與核心肌群。

伸展的原則：每個位置最少要停留 30 秒。如果是單邊的練習，每邊要停留 30 秒。練習時注意保持呼吸均勻順暢，這也可以讓你的神經系統慢慢回復穩定。

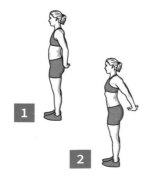

胸部肌肉伸展

1. 雙腳站立與髖關節同寬。雙手放在背後，兩手手指交扣，掌心朝地。眼睛往前看。
2. 交扣的雙手手臂打直，慢慢往後上方抬高，而肩膀往後下方打開。胸骨跟著一起朝上挺起，會感覺到胸肌與前肩部位微微拉緊。

大腿前側和髖屈肌群伸展

1. 往前做一個大弓步蹲，後腳膝蓋跪在地板上。前腳膝蓋在腳踝上方，上半身保持挺直。

2. 骨盆往向推，直到髖屈肌群以及後腳的大腿前側肌群伸展。

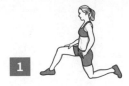
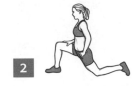

大腿後側伸展

1. 身體仰躺，右腳伸直平放在地板上，左腳彎曲呈直角往身體拉近。

2. 左腳向上伸直，腳跟朝上。

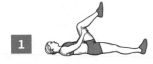
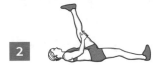

胸部、臀部、核心肌群伸展

身體平躺，一隻腳的膝蓋呈直角彎曲，同一邊的手向旁邊伸直，手掌朝上。抬起的那隻腳往另一邊轉，眼睛看向伸直的那隻手。

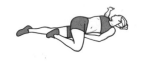

臀部肌群伸展

身體仰臥，腳放在臀部附近，頭跟肩膀平放在地上。把右腳外側靠在左腳大腿前側上，讓右腳膝蓋朝外。雙手抓住左腳大腿，並往上半身方向拉。頭跟肩膀放鬆，維持在地面上。你會感覺到右邊臀部伸展，把左腳稍微往左邊移動可以增加伸展的強度。

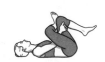

Workouts

2

1 腹臀腿訓練：初階 1

訓練時間：20 分鐘
訓練器材：小球
訓練模式：循環訓練（2 循環）

	動作	次數	組間休息	強度	說明頁
1	鳥狗式	每邊 30 秒	20 秒	1	123
2	捲腹	10 次	20 秒	1	127
3	屈膝側棒式	每邊 30 秒	20 秒	1	125
4	抱球深蹲	10 次	20 秒	1	134
5	提髖	10 次	20 秒	1	131
6	開合跳	30 秒	20 秒	1	118

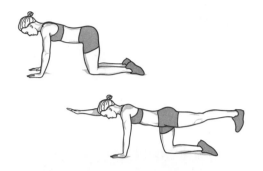

1 鳥狗式

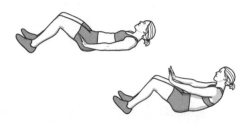

2 捲腹

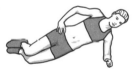

3 屈膝側棒式

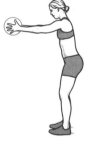
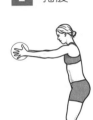

4 抱球深蹲

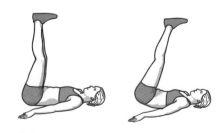

5 提髖

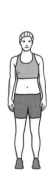
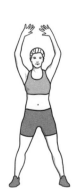

6 開合跳

2 腹臀腿訓練：初階 2

訓練時間：20 分鐘
訓練器材：瑜伽球
訓練模式：循環訓練（2 循環）

	動作	次數	組間休息	強度	說明頁
1	棒式	30 秒	20 秒	1	124
2	瑜伽球屈膝捲腹	10 下	20 秒	1	128
3	橋式	30 秒	20 秒	1	137
4	弓步蹲	10 下	20 秒	1	135
5	瑜伽球直腿橋式	10 下	20 秒	1	139
6	弓步蹲跳	30 秒	20 秒	1	118

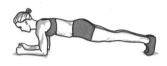

1 棒式

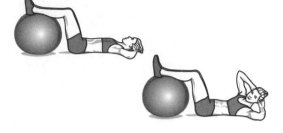

2 瑜伽球屈膝捲腹

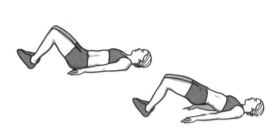

3 橋式

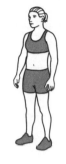

4 弓步蹲

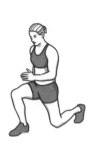

5 瑜伽球直腿橋式

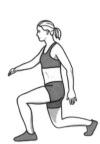
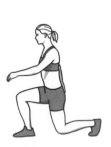

6 弓步蹲跳

3 腹臀腿訓練：初階 3

訓練時間：35 分鐘
訓練器材：小球、瑜伽球
訓練模式：循環訓練（3 循環）

	動作	次數	組間休息	強度	說明頁
1	抱球深蹲	10 下	20 秒	1	134
2	臥姿腳踏車	10 下	20 秒	1	128
3	四足跪姿抬手	30 秒	20 秒	1	123
4	動態側棒式	每邊 10 下	20 秒	1	125
5	捲腹	10 下	20 秒	1	127
6	俯臥游泳	30 秒	20 秒	1	121
7	瑜伽球上軀幹旋轉	10 下	20 秒	1	133
8	屈膝轉體	每邊 10 下	20 秒	1	133

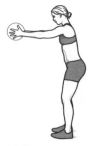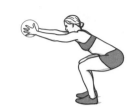

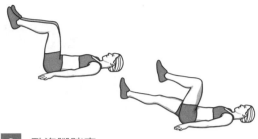

1 抱球深蹲　　　　　　　　**2** 臥姿腳踏車

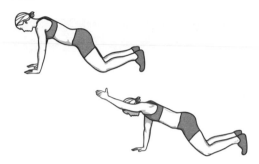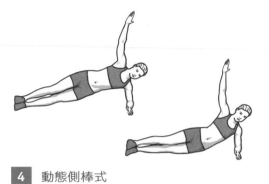

3 四足跪姿抬手　　　　　　**4** 動態側棒式

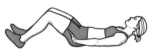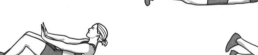

5 捲腹　　　　　　　　　　**6** 俯臥游泳

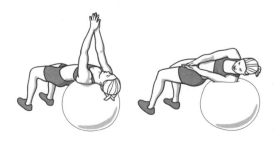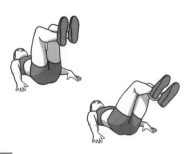

7 瑜伽球上軀幹旋轉　　　　**8** 屈膝轉體

4 腹臀腿訓練：初階 4

訓練時間：30 分鐘
訓練器材：彈力帶、瑜伽球
訓練模式：循環訓練（3 循環）

	動作	次數	組間休息	強度	說明頁
1	登山	30 秒	20 秒	1	121
2	瑜伽球屈膝撐體	10 下	20 秒	1	130
3	單腳橋式	每邊 10 下	20 秒	1	137
4	彈力帶腿外展	每邊 10 下	20 秒	1	140
5	彈力帶腿內收	每邊 10 下	20 秒	1	140
6	跪姿伏地挺身	10 下	20 秒	1	122
7	屈膝轉體	每邊 10 下	20 秒	1	133
8	開合跳	30 秒	20 秒	1	118

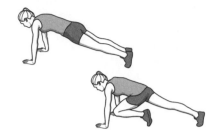

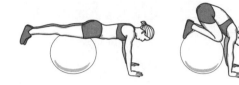

1 登山

2 瑜伽球屈膝撐體

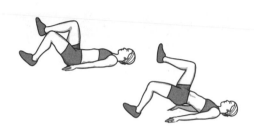

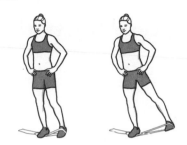

3 單腳橋式

4 彈力帶腿外展

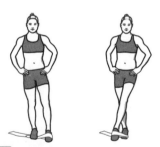

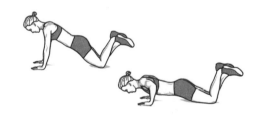

5 彈力帶腿內收

6 跪姿伏地挺身

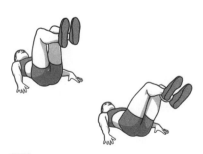

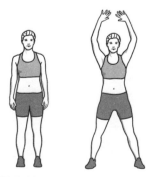

7 屈膝轉體

8 開合跳

5 腹臀腿訓練：初階 5

訓練時間：30 分鐘
訓練器材：彈力帶、瑜伽球
訓練模式：循環訓練（3 循環）

① ② ③

	動作	次數	組間休息	強度	說明頁
1	開合跳	30 秒	20 秒	1	118
2	屈膝側棒式	每邊 30 秒	20 秒	1	125
3	四足跪姿抬膝	30 秒	20 秒	1	123
4	弓步蹲	每邊 10 下	20 秒	1	135
5	側併步	30 秒	20 秒	1	119
6	臥姿腳踏車	10 下	20 秒	1	128
7	瑜伽球屈膝捲腹	每邊 15 下	20 秒	1	128
8	橋式	10 下	20 秒	1	137
9	瑜伽球上軀幹旋轉	每邊 10 下	20 秒	1	133
10	舉踵	10 下	20 秒	1	141

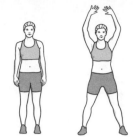
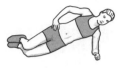

1 開合跳	**2** 屈膝側棒式

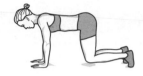
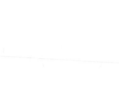

3 四足跪姿抬膝	**4** 弓步蹲

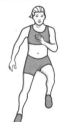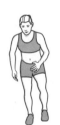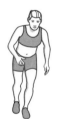
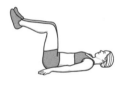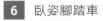

5 側併步	**6** 臥姿腳踏車

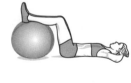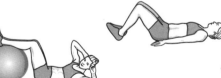
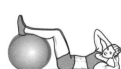

7 瑜伽球屈膝捲腹	**8** 橋式

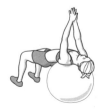
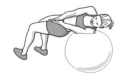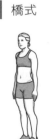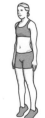

9 瑜伽球上軀幹旋轉	**10** 舉踵

6 腹臀腿訓練：初階 6

訓練時間：20 分鐘
訓練器材：小球、小箱子（或其他有高度的東西）
訓練模式：組數訓練

	動作	次數	組間休息	組數	強度	說明頁
1	四足跪姿抬手	30 秒	20 秒	2	1	123
2	屈膝轉體	每邊 10 下	20 秒	2	1	133
3	抱球深蹲	10 下	20 秒	2	1	134
4	單腳橋式	每邊 10 下	20 秒	2	1	137
5	雙槓撐體	10 下	20 秒	2	1	122
6	登山	30 秒	20 秒	2	1	121

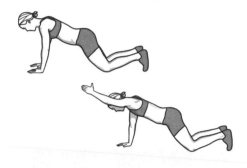

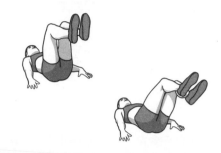

1 四足跪姿抬手

2 屈膝轉體

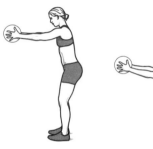

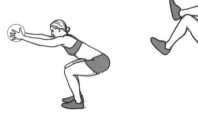

3 抱球深蹲

4 單腳橋式

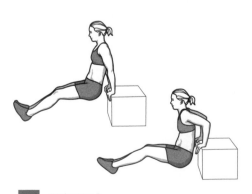

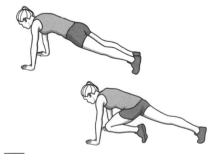

5 雙槓撐體

6 登山

7 腹臀腿訓練：初階 7

訓練時間：20 分鐘
訓練器材：瑜伽球、彈力帶
訓練模式：組數訓練

	動作	次數	組間休息	組數	強度	說明頁
1	鳥狗式	每邊 30 秒	20 秒	2	1	123
2	捲腹	10 下	20 秒	2	1	127
3	瑜伽球上軀幹旋轉	每邊 10 下	20 秒	2	1	133
4	蚌殼式	每邊 10 下	20 秒	2	1	139
5	橋式	10 下	20 秒	2	1	137
6	屈膝側棒式	每邊 30 秒	20 秒	2	1	125

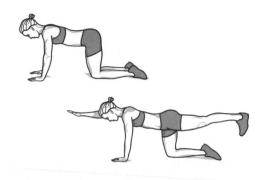
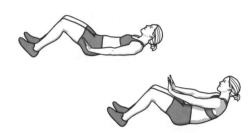

1 鳥狗式

2 捲腹

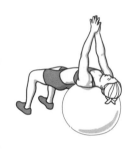
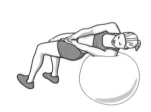

3 瑜伽球上軀幹旋轉

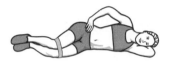
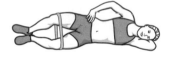

4 蚌殼式

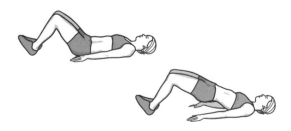

5 橋式

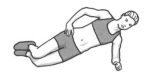

6 屈膝側棒式

8 腹臀腿訓練：初階 8

訓練時間：30 分鐘
訓練器材：小球、彈力帶
訓練模式：組數訓練

	動作	次數	組間休息	組數	強度	說明頁
1	開合跳	30 秒	20 秒	3	1	118
2	棒式	30 秒	20 秒	3	1	124
3	動態側棒式	每邊 10 下	20 秒	3	1	125
4	橋式	10 下	20 秒	3	1	137
5	俯臥游泳	30 秒	20 秒	3	1	121
6	彈力帶腿內收	每邊 10 下	20 秒	3	1	140
7	彈力帶腿外展	每邊 10 下	20 秒	3	1	140
8	抱球深蹲	10 下	20 秒	3	1	134

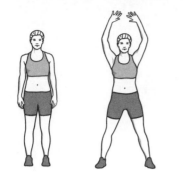
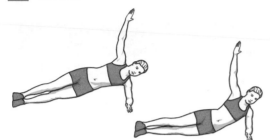

1 開合跳

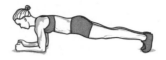
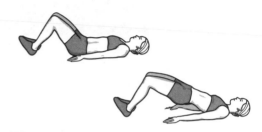

2 棒式

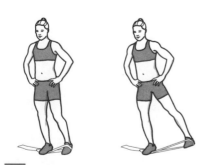

3 動態側棒式

4 橋式

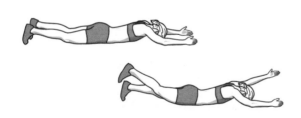

5 俯臥游泳

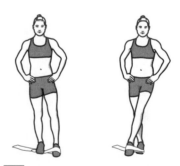

6 彈力帶腿內收

7 彈力帶腿外展

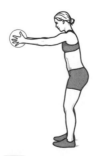
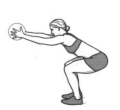

8 抱球深蹲

9 腹臀腿訓練：初階 9

訓練時間：30 分鐘
訓練器材：瑜伽球、彈力帶
訓練模式：組數訓練

① ② ③

	動作	次數	組間休息	組數	強度	說明頁
1	鳥狗式	每邊 30 秒	20 秒	3	1	123
2	臥姿腳踏車	10 下	20 秒	3	1	128
3	瑜伽球屈膝撐體	10 下	20 秒	3	1	130
4	瑜伽球屈膝捲腹	每邊 10 下	20 秒	3	1	128
5	跪姿伏地挺身	10 下	20 秒	3	1	122
6	橋式	10 下	20 秒	3	1	137
7	瑜伽球直腿橋式	30 秒	20 秒	3	1	139
8	蚌殼式	每邊 10 下	20 秒	3	1	139

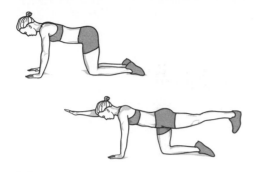

1 鳥狗式

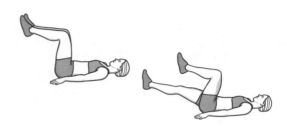

2 臥姿腳踏車

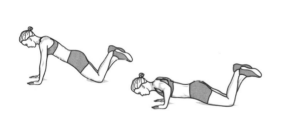

3 瑜伽球屈膝撐體

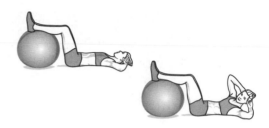

4 瑜伽球屈膝捲腹

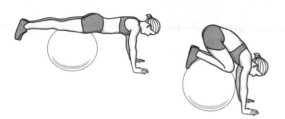

5 跪姿伏地挺身

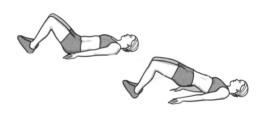

6 橋式

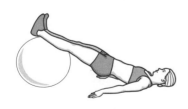

7 瑜伽球直腿橋式

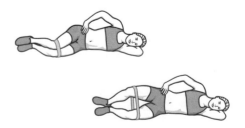

8 蚌殼式

10 腹臀腿訓練：初階 10

訓練時間：45 分鐘
訓練器材：瑜伽球、彈力帶
訓練模式：組數訓練

	動作	次數	組間休息	組數	強度	說明頁
1	捲腹	10 下	20 秒	3	1	127
2	瑜伽球屈膝捲腹	每邊 10 下	20 秒	3	1	128
3	屈膝側棒式	每邊 30 秒	20 秒	3	1	125
4	棒式	30 秒	20 秒	3	1	124
5	俯臥游泳	30 秒	20 秒	3	1	121
6	登山	30 秒	20 秒	3	1	121
7	弓步蹲	每邊 10 下	20 秒	3	1	135
8	單腳橋式	每邊 10 下	20 秒	3	1	137
9	蚌殼式	每邊 10 下	20 秒	3	1	139
10	彈力帶腿內收	每邊 10 下	20 秒	3	1	140

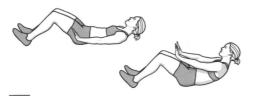

1 捲腹

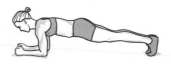

2 瑜伽球屈膝捲腹

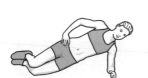

3 屈膝側棒式

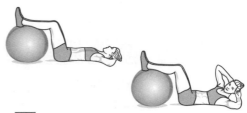

4 棒式

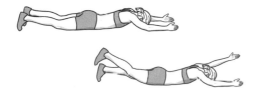

5 俯臥游泳

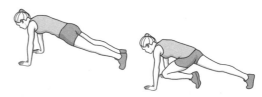

6 登山

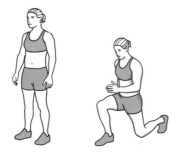

7 弓步蹲

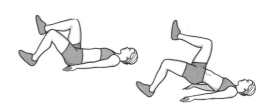

8 單腳橋式

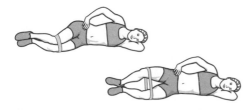

9 蚌殼式

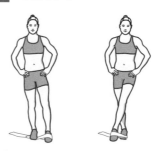

10 彈力帶腿內收

11 腹臀腿訓練：中階 1

訓練時間：25 分鐘
訓練器材：瑜伽球、毛巾
訓練模式：循環訓練（3 循環）

① ❷ ③

	動作	次數	組間休息	強度	說明頁
1	舉踵	15 下	20 秒	2	141
2	抬腿觸膝	45 秒	20 秒	2	129
3	瑜伽球側棒式抬腿	每邊 15 下	20 秒	2	126
4	滑板弓步蹲	每邊 15 下	20 秒	2	135
5	瑜伽球腿後勾	15 下	20 秒	2	138
6	波比跳	45 秒	20 秒	2	120

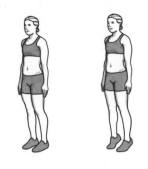

1 舉踵

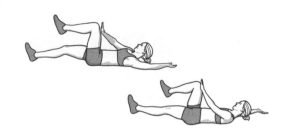

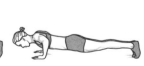
2 抬腿觸膝

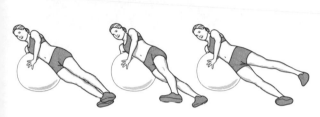

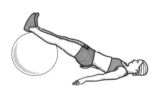
3 瑜伽球側棒式抬腿

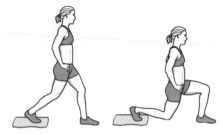

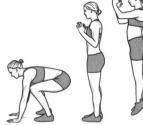
4 滑板弓步蹲

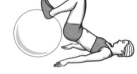

5 瑜伽球腿後勾

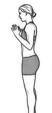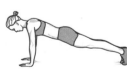

6 波比跳

12 腹臀腿訓練：中階 2

訓練時間：25 分鐘
訓練器材：瑜伽球、小箱子（或其他有高度的東西）
訓練模式：循環訓練（3 循環）

① ❷ ③

	動作	次數	組間休息	強度	說明頁
1	深蹲跳	45 秒	20 秒	2	120
2	後腳抬高蹲	每邊 15 下	20 秒	2	136
3	旋轉側棒式	每邊 15 下	20 秒	2	127
4	直膝夾球捲腹	15 下	20 秒	2	131
5	瑜伽球屈膝撐體	15 下	20 秒	2	130
6	單腳橋式	每邊 15 下	20 秒	2	137

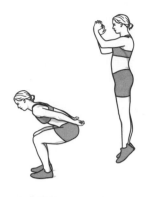
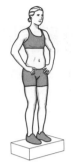

1 深蹲跳

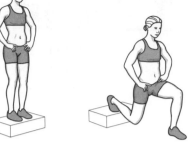

2 後腳抬高蹲

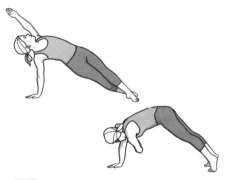

3 旋轉側棒式

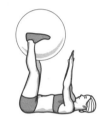
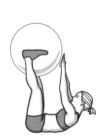

4 直膝夾球捲腹

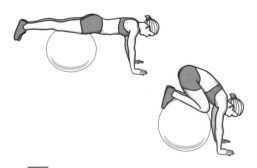

5 瑜伽球屈膝撐體

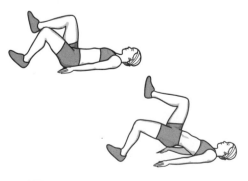

6 單腳橋式

13 腹臀腿訓練：中階 3

訓練時間：30 分鐘
訓練器材：瑜伽球、小箱子（或其他有高度的東西）、
　　　　　毛巾
訓練模式：循環訓練（3 循環）

① ❷ ③

	動作	次數	組間休息	強度	說明頁
1	開合跳	45 秒	20 秒	1	118
2	登山	45 秒	20 秒	1	121
3	直膝轉體	每邊 15 下	20 秒	1	133
4	直膝夾球捲腹	15 下	20 秒	1	131
5	跳箱	45 秒	20 秒	1	119
6	滑板弓步蹲	每邊 15 下	20 秒	1	135
7	滑板側蹲	每邊 15 下	20 秒	1	136
8	舉踵	15 下	20 秒	1	141

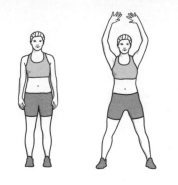

1 開合跳

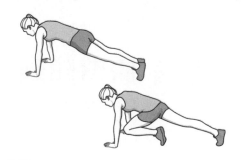

2 登山

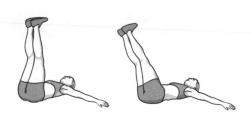

3 直膝轉體

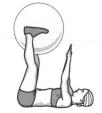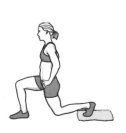

4 直膝夾球捲腹

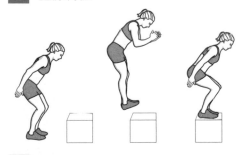

5 跳箱

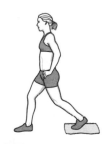

6 滑板弓步蹲

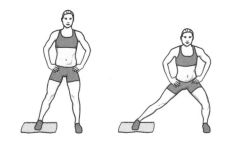

7 滑板側蹲

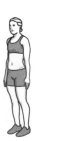

8 舉踵

14 腹臀腿訓練：中階 4

訓練時間：30 分鐘
訓練器材：瑜伽球、彈力帶
訓練模式：循環訓練（3 循環）

①**②**③

	動作	次數	組間休息	強度	說明頁
1	弓步蹲跳	45 秒	20 秒	1	118
2	瑜伽球腿後勾	15 下	20 秒	2	138
3	蚌殼式	每邊 15 下	20 秒	1	139
4	捲腹	15 下	20 秒	1	127
5	波比跳	45 秒	20 秒	3	120
6	橋式	15 下	20 秒	1	137
7	抬腿觸膝	45 秒	20 秒	2	129
8	伏地挺身	10 下	20 秒	2	122

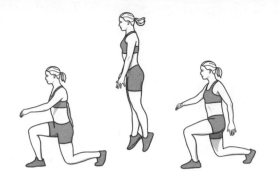

1 弓步蹲跳

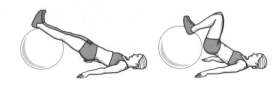

2 瑜伽球腿後勾

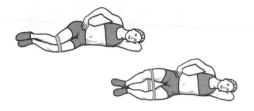

3 蚌殼式

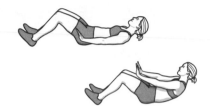

4 捲腹

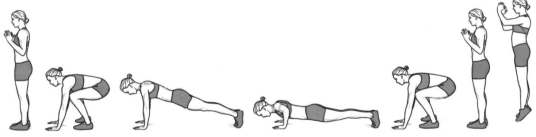

5 波比跳

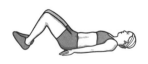

6 橋式

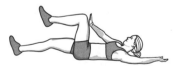

7 抬腿觸膝

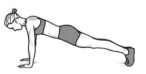

8 伏地挺身

15 腹臀腿訓練：中階 5

訓練時間：35 分鐘
訓練器材：瑜伽球、小箱子（或其他有高度的東西）
訓練模式：循環訓練（3 循環）

① ② ③

	動作	次數	組間休息	強度	說明頁
1	平板超人	45 秒	20 秒	2	124
2	雙槓撐體	15 下	20 秒	1	122
3	抬腿觸膝	45 秒	20 秒	2	129
4	瑜伽球屈膝撐體	15 下	20 秒	2	130
5	瑜伽球側棒式抬腿	每邊 15 下	20 秒	2	126
6	深蹲跳	45 秒	20 秒	2	120
7	後腳抬高蹲	每邊 15 下	20 秒	2	136
8	瑜伽球直腿橋式	45 秒	20 秒	1	139
9	俯臥游泳	45 秒	20 秒	1	121
10	波比跳	45 秒	20 秒	2	120

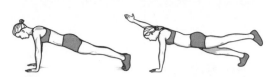
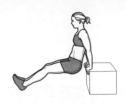

1 平板超人

2 雙槓撐體

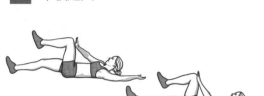
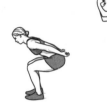
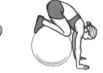

3 抬腿觸膝

4 瑜伽球屈膝撐體

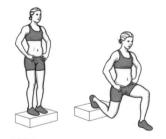
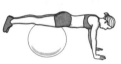

5 瑜伽球側棒式抬腿

6 深蹲跳

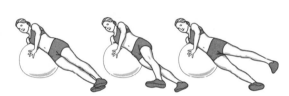
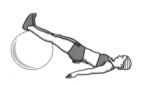
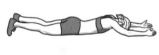
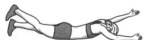

7 後腳抬高蹲

8 瑜伽球直腿橋式

9 俯臥游泳

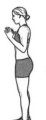

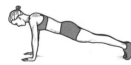
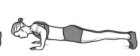

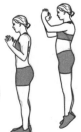

10 波比跳

16 腹臀腿訓練：中階 6

訓練時間：35 分鐘
訓練器材：彈力帶、瑜伽球、小球
訓練模式：組數訓練

① ❷ ③

	動作	次數	組間休息	組數	強度	說明頁
1	舉踵	15 下	20 秒	2	1	141
2	彈力帶腿外展	每邊 15 下	20 秒	2	1	140
3	彈力帶腿內收	每邊 15 下	20 秒	2	1	140
4	抱球仰臥起坐	15 下	20 秒	2	2	129
5	動態側棒式	每邊 15 下	20 秒	2	2	125
6	瑜伽球屈膝撐體	15 下	20 秒	2	2	130
7	直膝夾球捲腹	15 下	20 秒	2	2	131
8	瑜伽球單腳橋式	每邊 10 下	20 秒	2	2	138
9	直膝轉體	每邊 10 下	20 秒	2	2	133
10	棒式	45 秒	20 秒	2	2	124

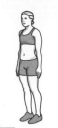

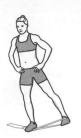

1 舉踵

2 彈力帶腿外展

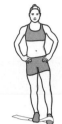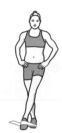

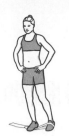

3 彈力帶腿內收

4 抱球仰臥起坐

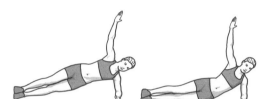

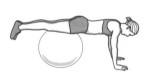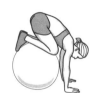

5 動態側棒式

6 瑜伽球屈膝撐體

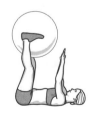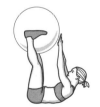

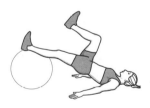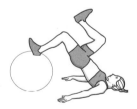

7 直膝夾球捲腹

8 瑜伽球單腳橋式

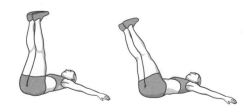

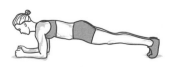

9 直膝轉體

10 棒式

17 腹臀腿訓練：中階 7

訓練時間：25 分鐘
訓練器材：瑜伽球、小箱子（或其他有高度的東西）、
　　　　　毛巾
訓練模式：組數訓練

	動作	次數	組間休息	組數	強度	說明頁
1	旋轉側棒式	每邊 15 下	20 秒	3	2	127
2	直膝夾球捲腹	15 下	20 秒	3	2	131
3	伏地挺身	10 下	20 秒	3	2	122
4	臥姿腳踏車	10 下	20 秒	3	2	128
5	滑板側蹲	每邊 15 下	20 秒	3	2	136
6	後腳抬高蹲	每邊 15 下	20 秒	3	2	136

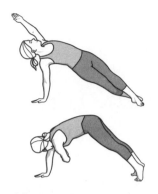

1 旋轉側棒式

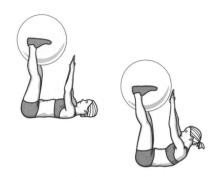

2 直膝夾球捲腹

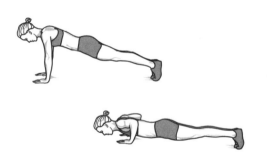

3 伏地挺身

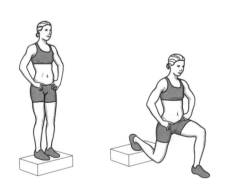

4 臥姿腳踏車

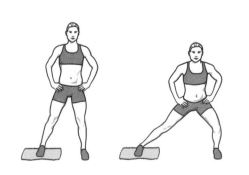

5 滑板側蹲

6 後腳抬高蹲

18 腹臀腿訓練：中階 8

訓練時間：35 分鐘
訓練器材：瑜伽球、小球、小箱子（或其他有高度的 ① ② ③
　　　　　東西）
訓練模式：組數訓練

	動作	次數	組間休息	組數	強度	說明頁
1	瑜伽球腿後勾	15 下	20 秒	3	2	138
2	單腳橋式	每邊 15 下	20 秒	3	2	137
3	瑜伽球側棒式抬腿	每邊 15 下	20 秒	3	2	126
4	抬腿觸膝	45 秒	20 秒	3	2	129
5	抱球仰臥起坐	15 下	20 秒	3	2	129
6	俯臥游泳	45 秒	20 秒	3	1	121
7	深蹲跳	45 秒	20 秒	3	2	120
8	後腳抬高蹲	每邊 15 下	20 秒	3	2	136

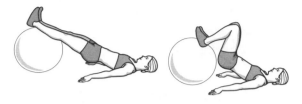 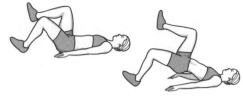

| 1 瑜伽球腿後勾 | 2 單腳橋式 |

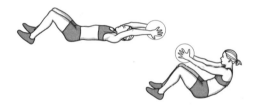 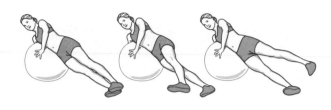

| 3 瑜伽球側棒式抬腿 | 4 抬腿觸膝 |

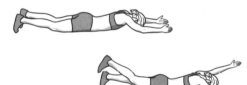 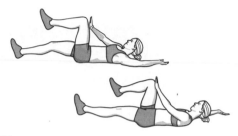

| 5 抱球仰臥起坐 | 6 俯臥游泳 |

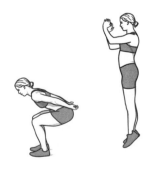 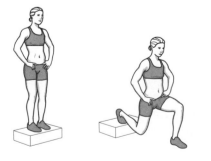

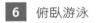

| 7 深蹲跳 | 8 後腳抬高蹲 |

19 腹臀腿訓練：中階 9

訓練時間：35 分鐘
訓練器材：瑜伽球、小球、小箱子（或其他有高度的
　　　　　東西）、毛巾
訓練模式：組數訓練

	動作	次數	組間休息	組數	強度	說明頁
1	跳箱	45 秒	20 秒	3	2	119
2	雙槓撐體	15 下	20 秒	3	1	122
3	瑜伽球屈膝捲腹	每邊 15 下	20 秒	3	1	128
4	平板超人	45 秒	20 秒	3	2	124
5	抱球仰臥起坐	15 下	20 秒	3	2	129
6	滑板弓步蹲	每邊 15 下	20 秒	3	2	135
7	瑜伽球直腿橋式	45 秒	20 秒	3	1	139
8	動態側棒式	每邊 15 下	20 秒	3	2	125

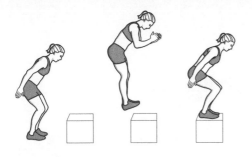

1 跳箱

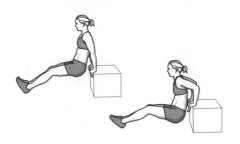

2 雙槓撐體

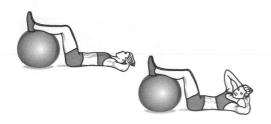

3 瑜伽球屈膝捲腹

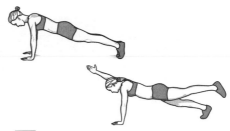

4 平板超人

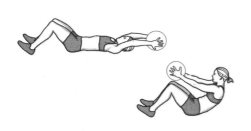

5 抱球仰臥起坐

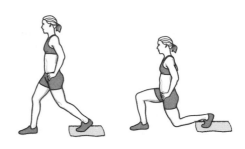

6 滑板弓步蹲

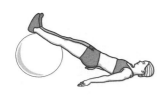

7 瑜伽球直腿橋式

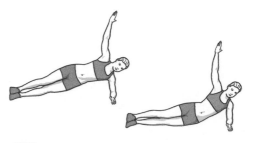

8 8 動態側棒式

20 腹臀腿訓練：中階 10

訓練時間：45 分鐘
訓練器材：瑜伽球
訓練模式：組數訓練

	動作	次數	組間休息	組數	強度	說明頁
1	棒式	45 秒	20 秒	3	2	124
2	俯臥游泳	45 秒	20 秒	3	1	121
3	瑜伽球側棒式抬腿	每邊 15 下	20 秒	3	2	126
4	瑜伽球屈膝撐體	15 下	20 秒	3	2	130
5	直膝轉體	每邊 10 下	20 秒	3	2	133
6	橋式	15 下	20 秒	3	1	137
7	抬腿觸膝	15 下	20 秒	3	2	129
8	瑜伽球腿後勾	15 下	20 秒	3	2	138
9	舉踵	15 下	20 秒	3	1	141
10	深蹲跳	45 秒	20 秒	3	1	120

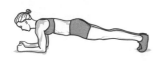

1 棒式

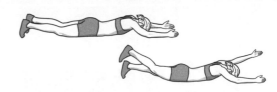

2 俯臥游泳

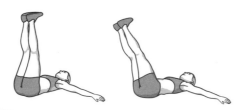

3 瑜伽球側棒式抬腿

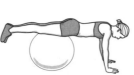

4 瑜伽球屈膝撐體

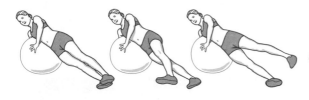

5 直膝轉體

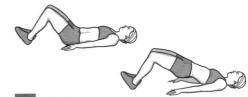

6 橋式

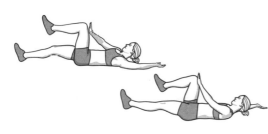

7 抬腿觸膝

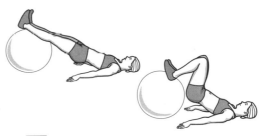

8 瑜伽球腿後勾

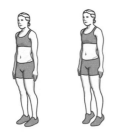

9 舉踵

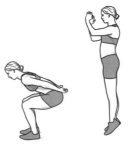

10 深蹲跳

21 腹臀腿訓練：高階 1

訓練時間：25 分鐘
訓練器材：瑜伽球
訓練模式：循環訓練（3 循環）

	動作	次數	組間休息	強度	說明頁
1	波比跳	60 秒	20 秒	3	120
2	側棒式腿外展	每邊 20 下	20 秒	3	126
3	瑜伽球單腳橋式	每邊 15 下	20 秒	3	138
4	登山	60 秒	20 秒	1	121
5	Tabata 仰臥起坐	60 秒	20 秒	3	130
6	直膝轉體	每邊 15 下	20 秒	2	133

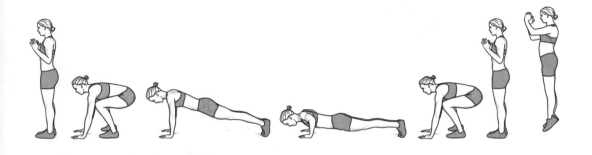

1 波比跳

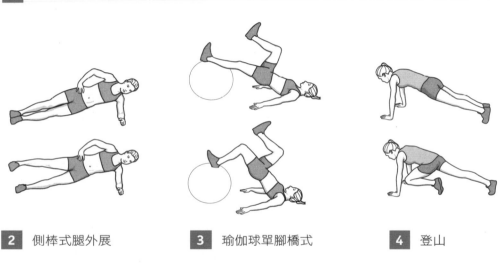

2 側棒式腿外展

3 瑜伽球單腳橋式

4 登山

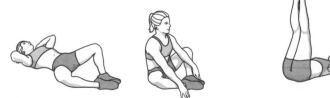

5 Tabata仰臥起坐

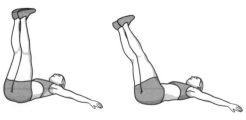

6 直膝轉體

22 腹臀腿訓練：高階 2

訓練時間：35 分鐘
訓練器材：瑜伽球、小箱子（或其他有高度的東西）
訓練模式：循環訓練（4 循環）

① ② ❸

	動作	次數	組間休息	強度	說明頁
1	跳箱	60 秒	20 秒	2	119
2	伏地挺身	15 下	20 秒	2	122
3	直膝夾球捲腹	15 下	20 秒	2	131
4	後腳抬高蹲	每邊 15 下	20 秒	2	136
5	旋轉側棒式	每邊 15 下	20 秒	3	127
6	登山	60 秒	20 秒	1	121

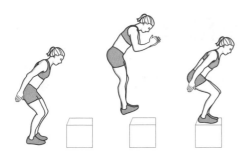

1 跳箱

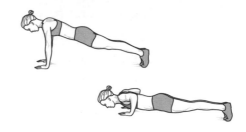

2 伏地挺身

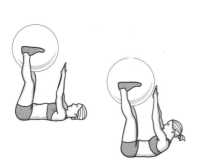

3 直膝夾球捲腹

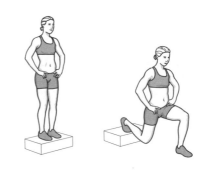

4 後腳抬高蹲

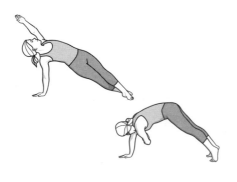

5 旋轉側棒式

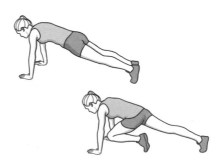

6 登山

23 腹臀腿訓練：高階 3

訓練時間：35 分鐘
訓練器材：毛巾
訓練模式：組數訓練

① ② ③

	動作	次數	組間休息	組數	強度	說明頁
1	Tabata 仰臥起坐	20 下	20 秒	3	3	130
2	臥姿腳踏車	15 下	20 秒	3	2	128
3	滑板弓步蹲	每邊 15 下	20 秒	3	2	135
4	側棒式腿外展	每邊 15 下	20 秒	3	3	126
5	深蹲跳	60 秒	20 秒	3	1	120
6	棒式	60 秒	20 秒	3	1	124

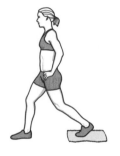 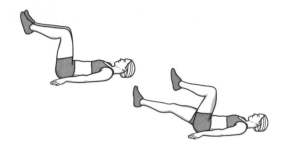

1 Tabata仰臥起坐　　　　　**2** 臥姿腳踏車

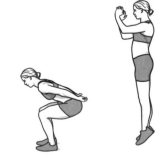 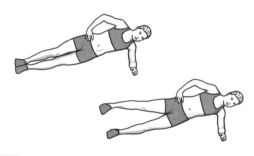

3 滑板弓步蹲　　　　　**4** 側棒式腿外展

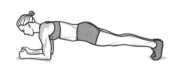

5 深蹲跳　　　　　**6** 棒式

24 腹臀腿訓練：高階 4

訓練時間：35 分鐘
訓練器材：毛巾、瑜伽球、小球
訓練模式：組數訓練

① ② ③

	動作	次數	組間休息	組數	強度	說明頁
1	滑板側蹲	每邊 15 下	20 秒	3	2	136
2	單腳深蹲	每邊 15 下	20 秒	3	2	134
3	波比跳	60 秒	20 秒	3	3	120
4	抱球仰臥起坐	15 下	20 秒	3	2	129
5	直膝轉體	每邊 15 下	20 秒	3	2	133
6	平板超人	60 秒	20 秒	3	2	124
7	單腳橋式	每邊 15 下	20 秒	3	2	137
8	直膝夾球捲腹	15 下	20 秒	3	2	131

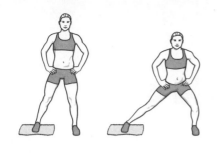
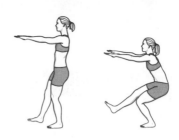

1 滑板側蹲

2 單腳深蹲

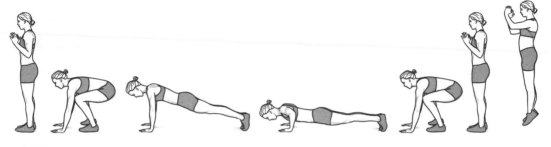

3 波比跳

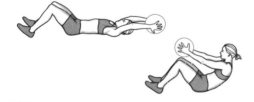

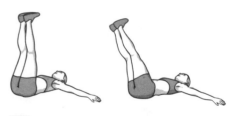

4 抱球仰臥起坐

5 直膝轉體

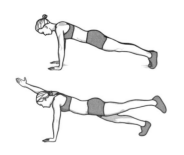

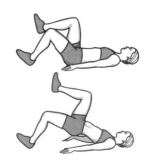

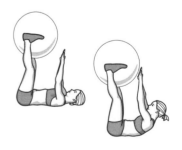

6 平板超人

7 單腳橋式

8 直膝夾球捲腹

25 腹臀腿訓練：高階 5

訓練時間：50 分鐘
訓練器材：彈力帶、瑜伽球、小球、小箱子（或其
　　　　　他有高度的東西）
訓練模式：組數訓練

① ② ③

	動作	次數	組間休息	組數	強度	說明頁
1	四足跪姿抬膝	60 秒	20 秒	3	1	123
2	伏地挺身	15 下	20 秒	3	2	122
3	抱球仰臥起坐	15 下	20 秒	3	2	129
4	旋轉側棒式	每邊 15 下	20 秒	3	2	127
5	腹肌 V 字	15 下	20 秒	3	3	132
6	後腳抬高蹲	每邊 15 下	20 秒	3	2	136
7	蚌殼式	每邊 15 下	20 秒	3	1	139
8	瑜伽球單腳橋式	每邊 15 下	20 秒	3	3	138
9	抬腿	15 下	20 秒	3	3	132
10	深蹲跳	60 秒	20 秒	3	1	120

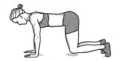

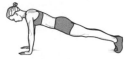
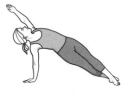

1 四足跪姿抬膝

2 伏地挺身

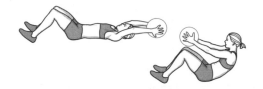

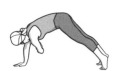

3 抱球仰臥起坐

4 旋轉側棒式

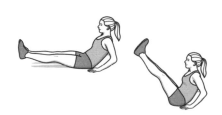

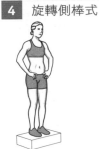

5 腹肌V字

6 後腳抬高蹲

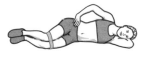

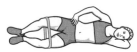

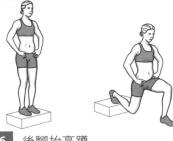

7 蚌殼式

8 瑜伽球單腳橋式

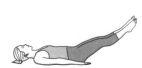

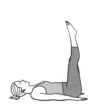

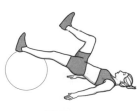

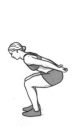

9 抬腿

10 深蹲跳

26 腹部訓練 1

訓練時間：20 分鐘
訓練模式：組數訓練
訓練組數：初階 3 組，中階 4 組

	動作	次數	組間休息	組數	強度	說明頁
1	捲腹	15 下	20 秒	3-4	1	127
2	抬腿觸膝	45 秒	20 秒	3-4	2	129
3	動態側棒式	每邊 15 下	20 秒	3-4	1	125
4	登山	45 秒	20 秒	3-4	1	121

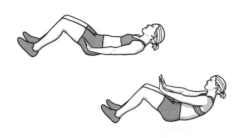

1 捲腹

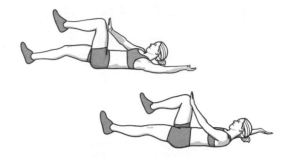

2 抬腿觸膝

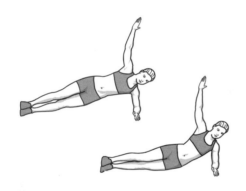

3 動態側棒式

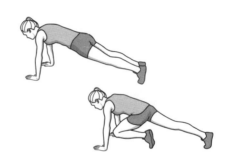

4 登山

27 腹部訓練 2

訓練時間：25 分鐘
訓練器材：瑜伽球
訓練模式：組數訓練

	動作	次數	組間休息	組數	強度	說明頁
1	登山	45 秒	20 秒	3	1	121
2	棒式	45 秒	20 秒	3	2	124
3	瑜伽球屈膝撐體	15 下	20 秒	3	1	130
4	瑜伽球屈膝捲腹	每邊 15 下	20 秒	3	1	128
5	直膝夾球捲腹	15 下	20 秒	3	2	131
6	旋轉側棒式	每邊 15 下	20 秒	3	2	127

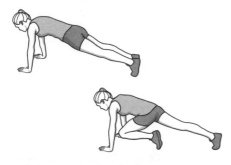
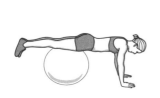

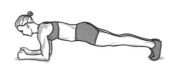
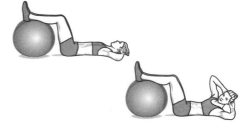

1 登山

2 棒式

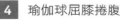

3 瑜伽球屈膝撐體

4 瑜伽球屈膝捲腹

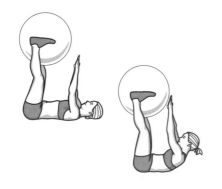

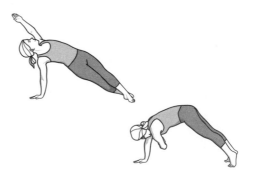

5 直膝夾球捲腹

6 旋轉側棒式

28 腹部訓練 3

訓練時間：35 分鐘
訓練模式：組數訓練

① ② ③

	動作	次數	組間休息	組數	強度	說明頁
1	四足跪姿抬膝	45 秒	20 秒	3	1	123
2	橋式	15 下	20 秒	3	1	137
3	抬腿觸膝	45 秒	20 秒	3	2	129
4	直膝轉體	每邊 10 下	20 秒	3	2	133
5	棒式	45 秒	20 秒	3	1	124
6	Tabata 仰臥起坐	15 下	20 秒	3	3	130
7	臥姿腳踏車	10 下	20 秒	3	1	128
8	側棒式腿外展	每邊 15 下	20 秒	3	3	126

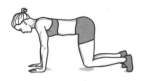

1 四足跪姿抬膝

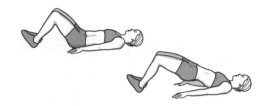

2 橋式

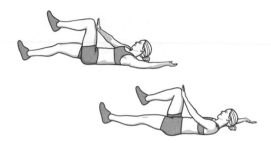

3 抬腿觸膝

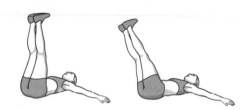

4 直膝轉體

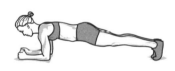

5 棒式

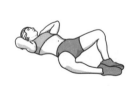

6 Tabata仰臥起坐

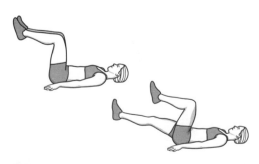

7 臥姿腳踏車

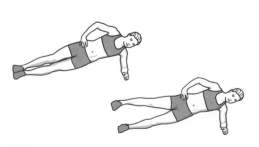

8 側棒式腿外展

29 腹部訓練 4

訓練時間：40 分鐘
訓練模式：組數訓練

① ② ③

	動作	次數	組間休息	組數	強度	說明頁
1	登山	60 秒	20 秒	3	2	121
2	平板超人	60 秒	20 秒	3	2	124
3	側棒式腿外展	每邊 15 下	20 秒	3	3	126
4	抬腿觸膝	60 秒	20 秒	3	2	129
5	腹肌 V 字	15 下	20 秒	3	3	132
6	抬腿	15 下	20 秒	3	3	132
7	Tabata 仰臥起坐	15 下	20 秒	3	2	130
8	波比跳	60 秒	20 秒	3	2	120

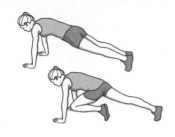

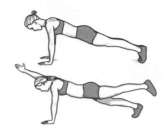

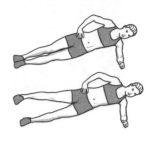

1 登山 　　　　**2** 平板超人 　　　　**3** 側棒式腿外展

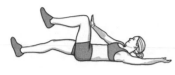

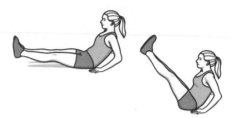

4 抬腿觸膝 　　　　　　　　**5** 腹肌V字

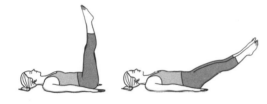

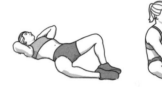

6 抬腿 　　　　　　　　**7** Tabata仰臥起坐

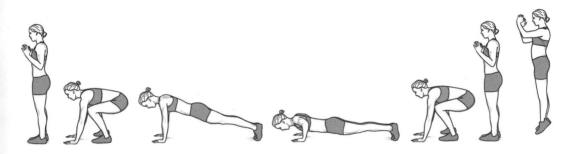

8 波比跳

30 腿部訓練 1

訓練時間：25 分鐘
訓練器材：小球、彈力帶
訓練模式：組數訓練／初階 3 組，中階 4 組

	動作	次數	組間休息	組數	強度	說明頁
1	抱球深蹲	15 下	20 秒	3-4	1	134
2	弓步蹲	每邊 15 下	20 秒	3-4	2	135
3	彈力帶腿外展	每邊 15 下	20 秒	3-4	1	140
4	彈力帶腿內收	每邊 15 下	20 秒	3-4	1	140

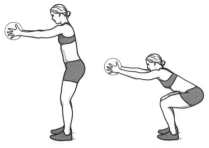

1 抱球深蹲

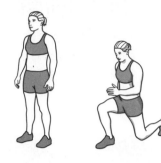

2 弓步蹲

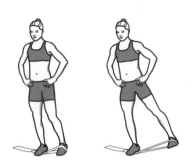

3 彈力帶腿外展

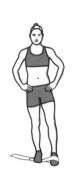

4 彈力帶腿內收

31 腿部訓練 2

訓練時間：25 分鐘
訓練器材：瑜伽球、毛巾、彈力帶
訓練模式：組數訓練

① ② ③

	動作	次數	組間休息	組數	強度	說明頁
1	瑜伽球腿後勾	15 下	20 秒	3	1	138
2	深蹲跳	45 秒	20 秒	3	2	120
3	滑板弓步蹲	每邊 10 下	20 秒	3	1	135
4	滑板側蹲	每邊 10 下	20 秒	3	1	136
5	蚌殼式	每邊 10 下	20 秒	3	2	139
6	單腳深蹲	每邊 10 下	20 秒	3	2	134

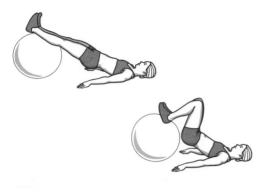
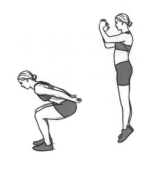

1 瑜伽球腿後勾

2 深蹲跳

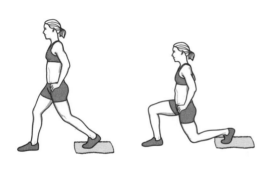
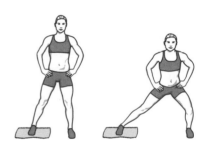

3 滑板弓步蹲

4 滑板側蹲

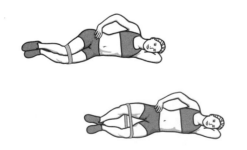
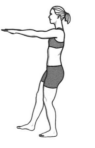

5 蚌殼式

6 單腳深蹲

32 腿部訓練 3

訓練時間：25 分鐘
訓練器材：瑜伽球、小箱子（或其他有高度的東西）　① ② ③
訓練模式：組數訓練

	動作	次數	組間休息	組數	強度	說明頁
1	跳箱	45 秒	20 秒	3	2	119
2	後腳抬高蹲	每邊 15 下	20 秒	3	2	136
3	深蹲跳	45 秒	20 秒	3	2	120
4	瑜伽球腿後勾	15 下	20 秒	3	1	138
5	瑜伽球側棒式抬腿	每邊 15 下	20 秒	3	1	126
6	側併步	45 秒	20 秒	3	1	119

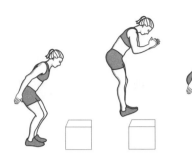

1 跳箱

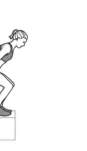
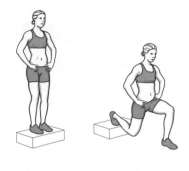

2 後腳抬高蹲

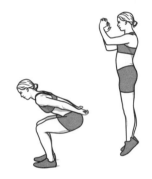

3 深蹲跳

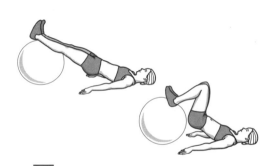

4 瑜伽球腿後勾

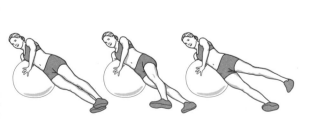

5 瑜伽球側棒式抬腿

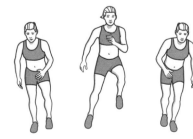

6 側併步

33 腿部訓練 4

訓練時間：40 分鐘
訓練器材：彈力帶、毛巾、小球、小箱子（或其他
有高度的東西）
訓練模式：組數訓練

① ② ③

	動作	次數	組間休息	組數	強度	說明頁
1	抱球深蹲	20 下	20 秒	3	1	134
2	後腳抬高蹲	每邊 15 下	20 秒	3	2	136
3	滑板側蹲	每邊 15 下	20 秒	3	2	136
4	單腳深蹲	每邊 15 下	20 秒	3	3	134
5	側棒式腿外展	每邊 15 下	20 秒	3	3	126
6	彈力帶腿內收	每邊 15 下	20 秒	3	1	140
7	深蹲跳	60 秒	20 秒	3	3	120
8	波比跳	60 秒	20 秒	3	3	120

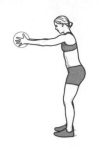 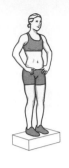 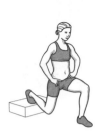

1 抱球深蹲　　　　　　　　　**2** 後腳抬高蹲

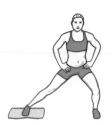 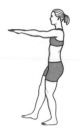 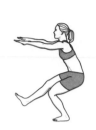

3 滑板側蹲　　　　　　　　　**4** 單腳深蹲

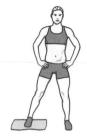 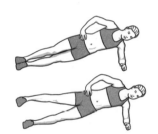 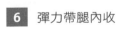 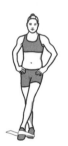 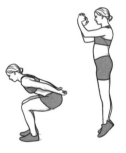

5 側棒式腿外展　　**6** 彈力帶腿內收　　**7** 深蹲跳

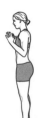 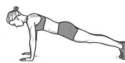 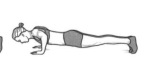 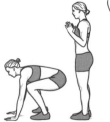 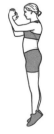

8 波比跳

34 美臀訓練 1

訓練時間：12-20 分鐘
訓練器材：瑜伽球、彈力帶
訓練模式：組數訓練／初階 2 組，中階 3 組

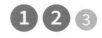

	動作	次數	組間休息	組數	強度	說明頁
1	弓步蹲	每邊 15 下	20 秒	2-3	1	135
2	瑜伽球腿後勾	15 下	20 秒	2-3	2	138
3	蚌殼式	每邊 15 下	20 秒	2-3	1	139
4	橋式	15 下	20 秒	2-3	1	137

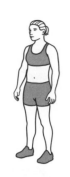
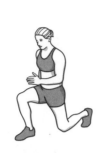
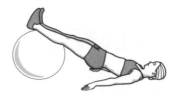
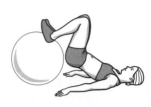

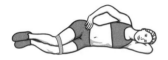 1 弓步蹲

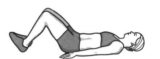 2 瑜伽球腿後勾

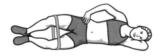 3 蚌殼式

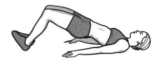 4 橋式

35 美臀訓練 2

訓練時間：15-20 分鐘
訓練器材：彈力帶
訓練模式：循環訓練／初階 2 循環，中階 3 循環

	動作	次數	組間休息	強度	說明頁
1	深蹲跳	15 下	20 秒	1	120
2	單腳橋式	每邊 45 秒	20 秒	2	137
3	弓步蹲跳	45 秒	20 秒	1	118
4	彈力帶腿外展	每邊 45 秒	20 秒	1	140

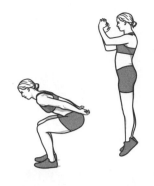

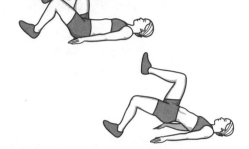

1 深蹲跳

2 單腳橋式

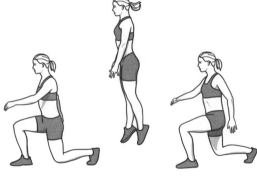

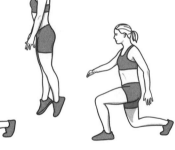

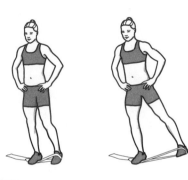

3 弓步蹲跳

4 彈力帶腿外展

36 美臀訓練 3

訓練時間：35 分鐘
訓練器材：彈力帶、毛巾
訓練模式：組數訓練

	動作	次數	組間休息	組數	強度	說明頁
1	側併步	45 秒	20 秒	3	1	119
2	滑板弓步蹲	每邊 15 下	20 秒	3	2	135
3	俯臥游泳	45 秒	20 秒	3	1	121
4	橋式	15 下	20 秒	3	1	137
5	深蹲跳	45 秒	20 秒	3	2	120
6	瑜伽球直腿橋式	45 秒	20 秒	3	1	139

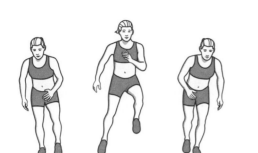

1 側併步

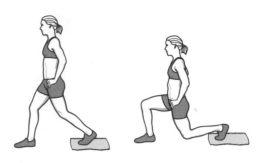

2 滑板弓步蹲

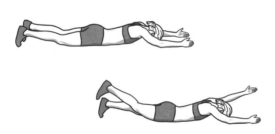

3 俯臥游泳

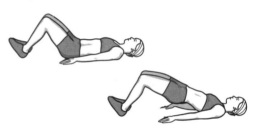

4 橋式

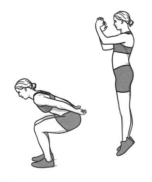

5 深蹲跳

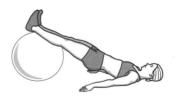

6 瑜伽球直腿橋式

37 美臀訓練 4

訓練時間：40 分鐘
訓練器材：彈力帶、小箱子（或其他有高度的東西）　① ② ③
訓練模式：組數訓練

	動作	次數	組間休息	組數	強度	說明頁
1	弓步蹲跳	60 秒	20 秒	3	1	118
2	瑜伽球腿後勾	15 下	20 秒	3	2	138
3	單腳深蹲	每邊 15 下	20 秒	3	2	134
4	瑜伽球單腳橋式	每邊 15 下	20 秒	3	3	138
5	跳箱	60 秒	20 秒	3	2	119
6	側棒式腿外展	每邊 15 下	20 秒	3	3	126

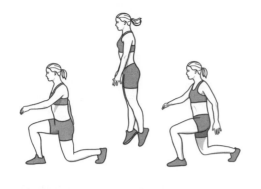

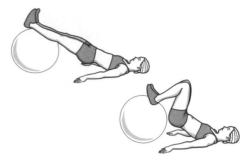

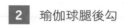

| 1 | 弓步蹲跳 | | 2 | 瑜伽球腿後勾 |

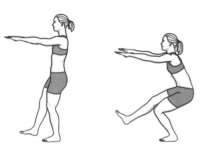

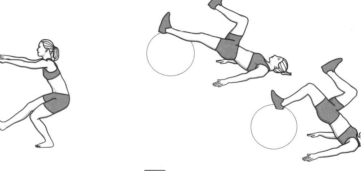

| 3 | 單腳深蹲 | | 4 | 瑜伽球單腳橋式 |

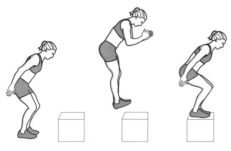

| 5 | 跳箱 | | 6 | 側棒式腿外展 |

38 心肺訓練 1

訓練時間：12-25 分鐘

訓練模式：循環訓練（3 循環）

①②③

初階每個動作 30 秒／中階每個動作 45 秒／高階每個動作 60 秒

	動作	組間休息	強度	說明頁
1	開合跳	30 秒	1	118
2	登山	30 秒	1	121
3	側併步	30 秒	1	119
4	弓步蹲跳	30 秒	1	118

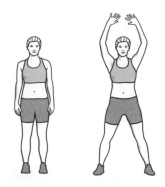 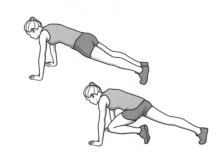

1 開合跳　　　　　　　　　**2** 登山

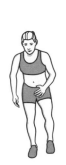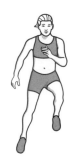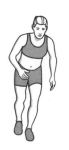 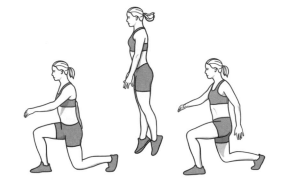

3 側併步　　　　　　　　　**4** 弓步蹲跳

39 心肺訓練 2

訓練時間：40 分鐘
訓練器材：小箱子（或其他有高度的東西）
訓練模式：循環訓練（3 循環）

	動作	次數	組間休息	強度	說明頁
1	箱跳	45 秒	30 秒	2	119
2	波比跳	45 秒	30 秒	3	120
3	俯臥游泳	45 秒	30 秒	1	121
4	登山	45 秒	30 秒	1	121
5	深蹲跳	45 秒	30 秒	2	120
6	抬腿觸膝	45 秒	30 秒	2	129

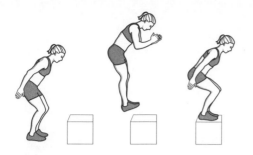

1 跳箱

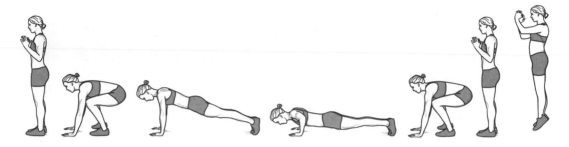

2 波比跳

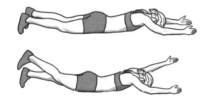

3 俯臥游泳

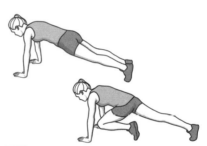

4 登山

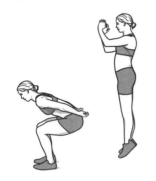

5 深蹲跳

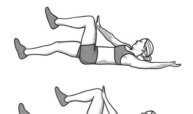

6 抬腿觸膝

40 心肺訓練 3

訓練時間：40 分鐘
訓練器材：小箱子（或其他有高度的東西）
訓練模式：循環訓練（3 循環）

	動作	次數	組間休息	強度	說明頁
1	開合跳	45 秒	30 秒	1	118
2	跳箱	45 秒	30 秒	2	119
3	波比跳	45 秒	30 秒	3	120
4	側併步	45 秒	30 秒	1	119
5	波比跳	45 秒	30 秒	3	120
6	跳箱	45 秒	30 秒	2	119
7	開合跳	45 秒	30 秒	1	118

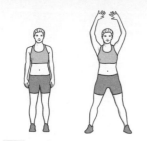

1 開合跳

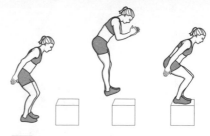

2 跳箱

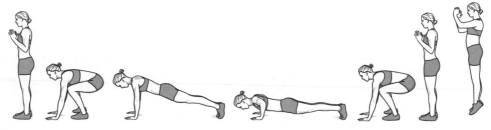

3 波比跳

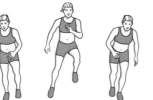

4 側併步

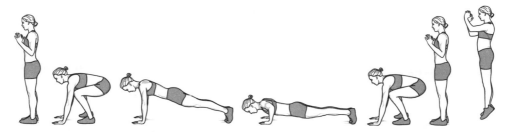

5 波比跳

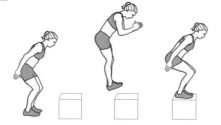

6 跳箱

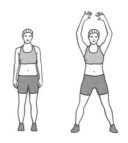

7 開合跳

41 快速瘦身 1

訓練時間：15 分鐘
訓練器材：小球
訓練模式：循環訓練（4 循環）

	動作	次數	組間休息	強度	說明頁
1	跪姿伏地挺身	15 下	20 秒	1	122
2	捲腹	15 下	20 秒	1	127
3	抱球深蹲	15 下	20 秒	1	134

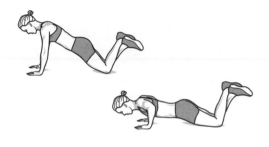

1 跪姿伏地挺身

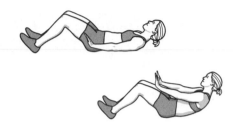

2 捲腹

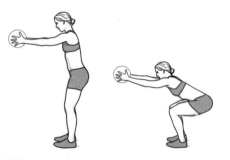

3 抱球深蹲

42 快速瘦身 2

訓練時間：15 分鐘
訓練器材：瑜伽球
訓練模式：循環訓練（4 循環）

	動作	次數	組間休息	強度	說明頁
1	抬腿觸膝	15 下	20 秒	1	129
2	瑜伽球單腳橋式	每邊 15 下	20 秒	2	138
3	棒式	45 秒	20 秒	1	124

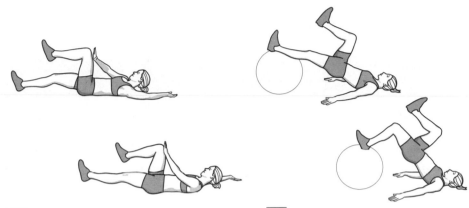

1 抬腿觸膝

2 瑜伽球單腳橋式

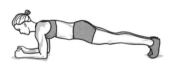

3 棒式

43 快速瘦身 3

訓練時間：15 分鐘
訓練器材：小箱子（或其他有高度的東西）
訓練模式：循環訓練（4 循環）

	動作	次數	組間休息	強度	說明頁
1	波比跳	60 秒	20 秒	3	120
2	Tabata 仰臥起坐	15 下	20 秒	3	130
3	後腳抬高蹲	每邊 15 下	20 秒	2	136

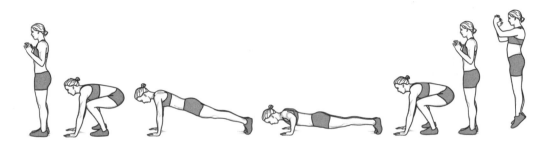

1 波比跳

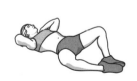

2 Tabata仰臥起坐

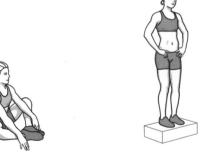

3 後腳抬高蹲

44 快速瘦身 4

訓練時間：20 分鐘
訓練器材：彈力帶
訓練模式：組數訓練

	動作	次數	組間休息	組數	強度	說明頁
1	捲腹	15 下	20 秒	3	1	127
2	屈膝側棒式	每邊 45 秒	20 秒	3	1	125
3	蚌殼式	每邊 15 下	20 秒	3	1	139
4	深蹲跳	45 秒	20 秒	3	1	120

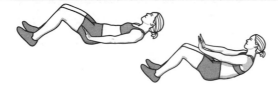

1 捲腹

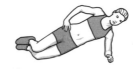

2 屈膝側棒式

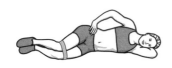

3 蚌殼式

4 深蹲跳

45 快速瘦身 5

訓練時間：20 分鐘
訓練器材：毛巾
訓練模式：組數訓練

	動作	次數	組間休息	組數	強度	說明頁
1	深蹲跳	45 秒	20 秒	3	2	120
2	抬腿	10 下	20 秒	3	3	132
3	旋轉側棒式	每邊 15 下	20 秒	3	2	127
4	滑板側蹲	每邊 15 下	20 秒	3	2	136

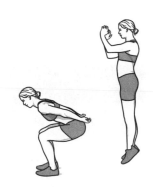

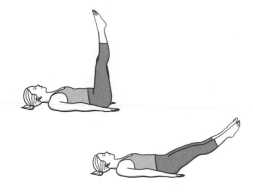

1 深蹲跳

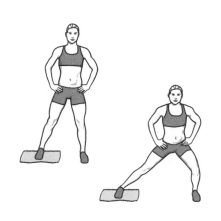

2 抬腿

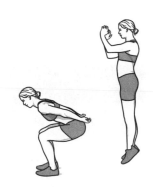

3 旋轉側棒式

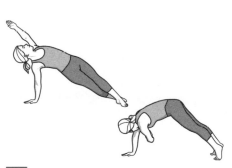

4 滑板側蹲

46 快速瘦身 6

訓練時間：20 分鐘
訓練模式：組數訓練

① ② ③

	動作	次數	組間休息	組數	強度	說明頁
1	伏地挺身	10 下	20 秒	3	3	122
2	動態側棒式	每邊 15 下	20 秒	3	2	125
3	腹肌 V 字	10 下	20 秒	3	3	132
4	單腳橋式	每邊 15 下	20 秒	3	2	137

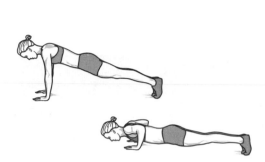

1 伏地挺身

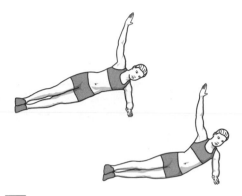

2 動態側棒式

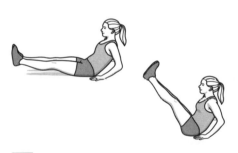

3 腹肌V字

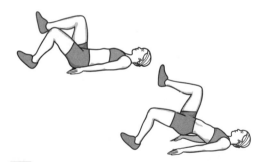

4 單腳橋式

47 Tabata 1

訓練時間：15-30 分鐘
訓練模式：Tabata ／中階 2 循環，高階 4 循環

① ❷ ❸

	動作	次數	組間休息	強度	說明頁
1	開合跳	20 秒	10 秒	1	118
2	弓步蹲跳	20 秒	10 秒	1	118
3	跪姿伏地挺身	20 秒	10 秒	1	122
4	捲腹	20 秒	10 秒	1	127
5	屈膝側棒式（右）	20 秒	10 秒	1	125
6	提髖	20 秒	10 秒	1	131
7	橋式	20 秒	10 秒	1	137
8	屈膝側棒式（左）	20 秒	10 秒	1	125

每做完一個 Tabata（動作 1-8）休息 3 分鐘

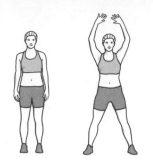

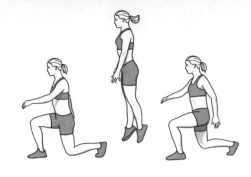

1 開合跳

2 弓步蹲跳

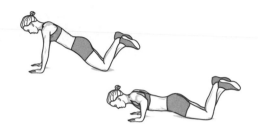

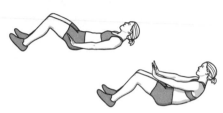

3 跪姿伏地挺身

4 捲腹

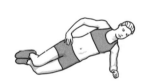

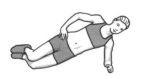

5 屈膝側棒式（右）

6 提髖

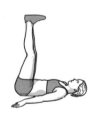

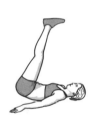

7 橋式

8 屈膝側棒式（左）

48 Tabata 2

訓練時間：15-30 分鐘
訓練模式：Tabata，依能力做 2-4 循環

① ❷ ③

	動作	次數	組間休息	強度	說明頁
1	開合跳	20 秒	10 秒	1	118
2	登山	20 秒	10 秒	2	121
3	動態側棒式（右）	20 秒	10 秒	2	125
4	俯臥游泳	20 秒	10 秒	1	121
5	抬腿觸膝	20 秒	10 秒	2	129
6	平板超人	20 秒	10 秒	2	124
7	動態側棒式（左）	20 秒	10 秒	2	125
8	弓步蹲跳	20 秒	10 秒	2	118

每做完一個 Tabata（動作 1-8）休息 3 分鐘

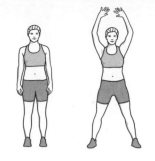

1 開合跳

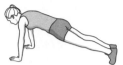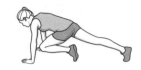

2 登山

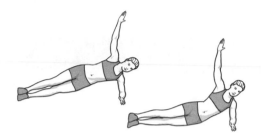

3 動態側棒式（右）

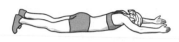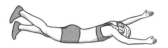

4 俯臥游泳

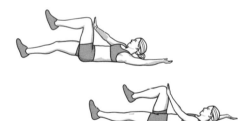

5 抬腿觸膝

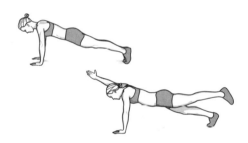

6 平板超人

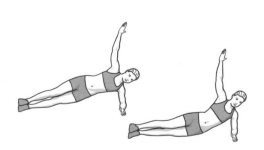

7 動態側棒式（左）

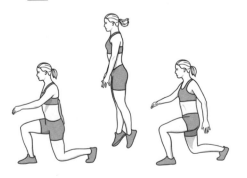

8 弓步蹲跳

49 Tabata 3

訓練時間：30 分鐘
訓練模式：Tabata（4 循環）

① ② ③

	動作	次數	組間休息	強度	說明頁
1	抬腿觸膝	20 秒	10 秒	2	129
2	旋轉側棒式（右）	20 秒	10 秒	3	127
3	弓步蹲跳	20 秒	10 秒	1	118
4	登山	20 秒	10 秒	1	121
5	抬腿觸膝	20 秒	10 秒	2	129
6	旋轉側棒式（左）	20 秒	10 秒	2	127
7	弓步蹲跳	20 秒	10 秒	1	118
8	登山	20 秒	10 秒	1	121

每做完一個 Tabata（動作 1-8）休息 3 分鐘

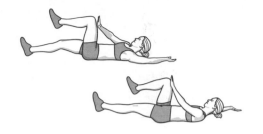

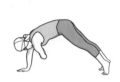

1 抬腿觸膝

2 旋轉側棒式（右）

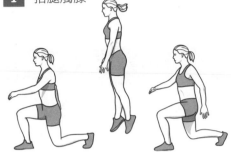

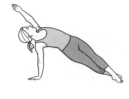

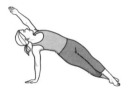

3 弓步蹲跳

4 登山

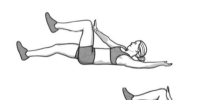

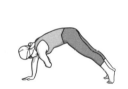

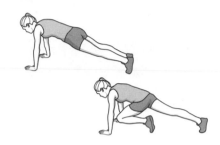

5 抬腿觸膝

6 旋轉側棒式（左）

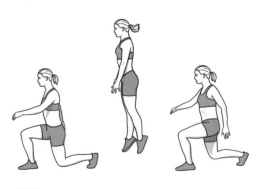

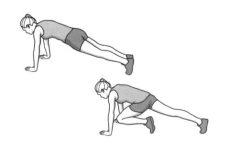

7 弓步蹲跳

8 登山

50 Tabata 4

訓練時間：30-45 分鐘
訓練模式：Tabata（4-5 循環）

①②③

	動作	次數	組間休息	強度	說明頁
1	側併步	20 秒	10 秒	1	119
2	波比跳	20 秒	10 秒	3	120
3	側棒式腿外展（右）	20 秒	10 秒	3	126
4	腹肌 V 字	20 秒	10 秒	3	132
5	抬腿觸膝	20 秒	10 秒	2	129
6	側棒式腿外展（左）	20 秒	10 秒	3	126
7	橋式	20 秒	10 秒	2	137
8	抬腿	20 秒	10 秒	3	132

每做完一個 Tabata（動作 1-8）休息 3 分鐘

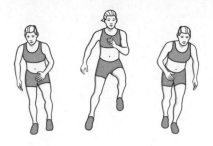

1 側併步

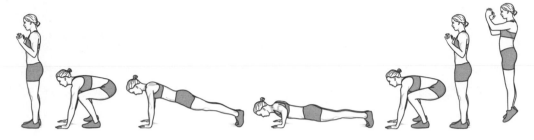

2 波比跳

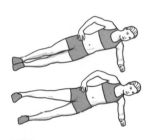

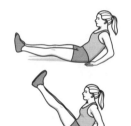

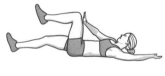
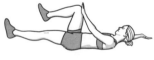

3 側棒式腿外展（右）　　**4** 腹肌V字　　**5** 抬腿觸膝

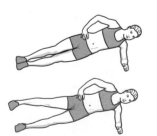

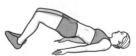
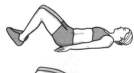

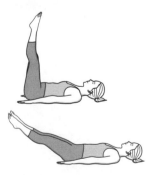

6 側棒式腿外展（左）　　**7** 橋式　　**8** 抬腿

動作解説

3

耐力訓練

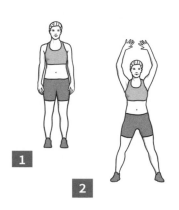

開合跳

1. 雙腳與髖關節同寬，雙手自然放在身體兩側。
2. 跳起來至多到腳與肩膀同寬，雙手同時高舉過頭，然後再跳回起始位置。

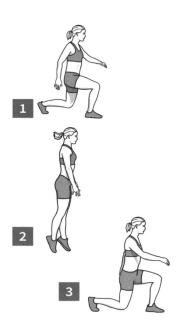

弓步蹲跳

1. 先做一個弓步蹲，後腳膝蓋要稍微離地，兩隻腳的腳尖都朝前，後腳腳跟離地。
2. 向上跳的過程中，前後腳交換。
3. 用弓步蹲的姿勢落地，然後不斷交替。前腳膝蓋要在腳跟上方或稍微後面的位置。

跳箱

1. 雙腳站立與髖關節同寬，與箱子保持一個適當的距離。腳尖朝前，手向後擺，膝蓋微彎。
2. 將手快速上擺，順勢往箱子上跳，雙腳伸直。
3. 落到箱子上時膝蓋微彎以緩衝落下的力道，手再度向後擺並跳下箱子，準備做下一次跳躍。

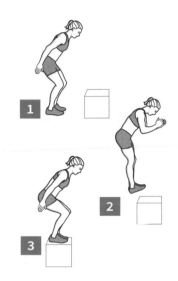

側併步

1. 開始時先用單腳站立，支撐腳膝蓋微彎，上半身稍微前傾。
2. 支撐腳用力蹬地，往側邊跳。
3. 跳起來之後用另一隻腳落地。

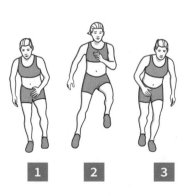

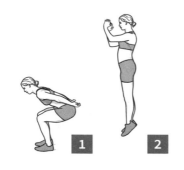

深蹲跳

1. 先做出深蹲的姿勢,雙手向後伸直放在身體兩側。背部打直,視線看向前方的地板。
2. 從這個姿勢往上垂直跳起,雙手隨著身體上舉,最後再用深蹲姿勢落地。

波比跳

1. 雙腳與髖關節同寬。
2. 身體往下蹲,屁股往後下方移動,雙手放在地上與肩同寬。
3. 雙腳向後跳,呈伏地挺身的起始姿勢。
4. 做一個伏地挺身。手肘彎曲,讓身體盡可能貼近地板,上臂貼緊身體,到底之後再往上。
5. 雙腳往前跳,呈蹲姿。
6. 雙腳與髖關節同寬,讓身體站起。
7. 往上垂直跳起,以雙腳與髖關節同寬的姿勢落地。

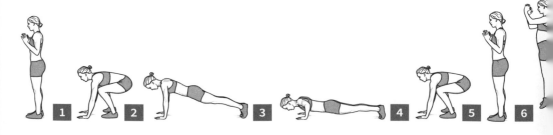

登山

1. 擺出撐體姿勢，手掌放在肩膀正下方。肩膀、膝蓋、臀部成一直線。
2. 輪流將左右邊的膝蓋往胸部方向抬。

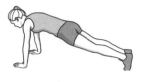

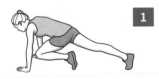

俯臥游泳

1. 身體俯臥在地，雙手高舉過頭。
2. 將一隻手和對側的腳交替地往上抬高。做動作時，手腳都要離開地面。

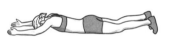

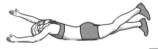

上半身訓練

耐力訓練

上半身訓練

核心與腹部訓練

下肢訓練

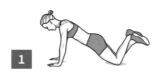

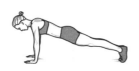

跪姿伏地挺身

1. 擺出跪姿撐體的姿勢，讓雙手剛好落在肩膀下方。兩腳交叉，膝蓋、髖關節、肩膀要在同一條直線上。
2. 手肘彎曲，讓上半身往地板靠近，手肘盡量靠近身體。然後讓身體往上回正。

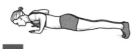

伏地挺身

1. 做雙手向外打開到與肩同寬的撐體姿勢。
2 手肘彎曲，讓上半身盡量往地板靠近，上臂靠緊身體兩側，然後讓身體往上回正。動作時，膝蓋、髖關節、肩膀要在同一直線上。

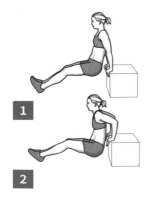

雙槓撐體

1. 腳跟著地，手掌撐在椅子或一個穩定的平面上。上半身挺直，臀部靠近椅子（或穩定平面），手臂伸直。
2. 手肘彎曲，臀部往地面方向移動，然後手往上撐，回到起始位置。

核心與腹部訓練

鳥狗式

1. 身體呈四足跪姿，雙手放在肩膀下方，膝蓋在臀部下方。
2. 將右手、左腳伸直，背部與地板保持平行並維持這個姿勢。接著換邊。

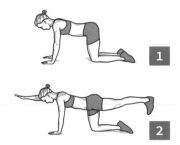

四足跪姿抬膝

身體呈四足跪姿，雙手在肩膀下方，膝蓋在臀部下方。腳尖著地，讓膝蓋稍稍離地。維持這個姿勢。

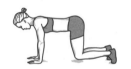

四足跪姿抬手

1. 身體呈四足跪姿，雙手放在肩膀下方。膝蓋在屁股後方，腳尖踩穩。
2. 左右手輪流上抬，感受上半身伸展。動作時拇指朝上，每次維持這個姿勢 5 秒鐘。

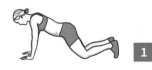

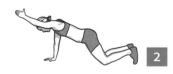

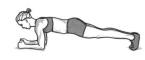

棒式

用前臂支撐身體，手肘在肩膀下方。骨盆、上半身、大腿呈現一直線。核心肌群出力讓脊柱穩定。維持這個姿勢。

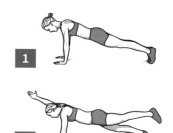

平板超人

1. 身體呈雙手雙腳與肩膀同寬的支撐姿勢，上半身、骨盆、大腿呈一直線。
2. 同時將左腳抬高、右手向前伸直，停留 2-3 秒後換邊。

屈膝側棒式

身體呈側面屈膝支撐的姿勢，膝蓋接近直角彎
曲。支撐那隻手的前臂向前，手肘放在肩膀正
下方，另一隻手叉腰。骨盆往上抬起，並維持
這個姿勢。

小技巧：如果要增加強度，可以將雙腳伸直。

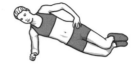

動態側棒式

1. 身體呈側面支撐的姿勢，雙腳併攏伸直，用
   其中一隻手的前臂撐地板，手肘放在肩膀下
   方。上面那隻手垂直向上舉起。核心肌群用
   力，讓骨盆、大腿及上半身成一直線。

2. 讓骨盆往下沉，靠近地面後再抬起。

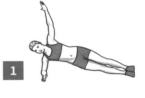

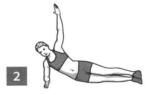

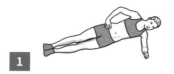

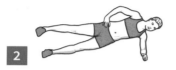

側棒式腿外展

1. 身體用側面支撐在地，雙腳併攏伸直，用其中一隻手的前臂撐地板，手肘在肩膀下方。另一隻手叉腰，核心肌群用力，讓骨盆、大腿及上半身成一直線。

2. 上方的腳抬起、放下。然後換邊做。

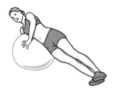

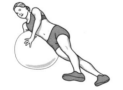

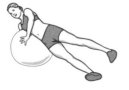

瑜伽球側棒式抬腿

1. 身體在瑜伽球上用側面支撐，瑜伽球會在腋下和屁股之間。下面那隻手撐地，上面那隻手穩住瑜伽球。雙腳伸直，核心用力，讓骨盆、大腿及上半身成一直線。

2. 上面那隻腳抬起並往前伸，然後往後伸。

旋轉側棒式

1. 身體呈側面支撐的姿勢，手直接撐在肩膀下方。上面的手向上伸展，核心用力，讓骨盆、大腿及上半身成一直線。上面的腳放在略微前面的位置。

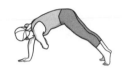

2. 上面的手往身體方向收起，上半身朝撐地的那一側旋轉。撐地的手保持伸直，骨盆向上抬起。然後身體往上打開，回到起始姿勢。

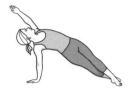

捲腹

1. 身體仰躺在地，腳跟著地，讓膝蓋呈直角。雙手微微抬起放在身體兩側，掌心朝前。頭抬高，下巴往胸骨方向靠近。

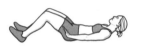

2. 雙手併攏往前伸直，讓脊椎一節一節向上捲起，之後再讓脊椎慢慢回到起始位置。下巴依然收緊，朝向胸骨方向。

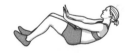

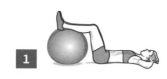

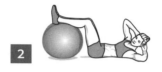

瑜伽球屈膝捲腹

1. 身體仰躺，雙腳呈直角彎曲，把小腿放在瑜伽球上。頭微微抬離地面，雙手撐住後腦勺。
2. 盡量將手肘往對側的膝蓋靠近。左右邊交替做。

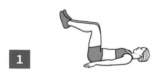

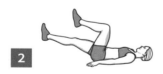

臥姿腳踏車

1. 身體仰躺，雙手掌心朝下放在身體兩側。雙腳呈直角彎曲，小腿與地面平行。
2. 不停地將一隻腳向前伸直，另一隻腳彎曲，兩腳交替做。動作時，下背貼緊地面。

抬腿觸膝

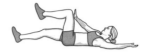

1. 身體仰躺，一腳伸直，另一腳彎曲。伸直腳那一邊的手向前伸，用手掌去碰對側的膝蓋，另一隻手向後伸直。手跟腳都不要碰地。頭稍微離地，下巴指向胸骨方向。

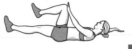

2. 同時換手和換腳，動作保持流暢。

抱球仰臥起坐

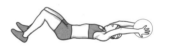

1. 身體仰躺，腳跟著地，讓膝蓋呈直角彎曲。雙手拿著球或其他替代品並伸直雙手，放在頭上方。

2. 將上半身抬離地面，手拿著球往前舉起，將脊椎一節一節地向上捲，直到身體坐起。然後慢慢往後，回到起始位置。動作時，下巴與胸骨之間要保持固定距離。

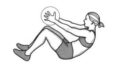

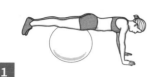

1

2

瑜伽球屈膝撐體

1. 在瑜伽球上呈現正面撐體姿勢，讓大腿前側貼在瑜伽球上，雙手撐地與肩同寬。膝蓋、屁股、肩膀呈一直線，核心肌群出力。
2. 雙膝朝胸骨方向靠近，並將核心肌群捲起。之後將雙腳慢慢向後伸直，回到起始姿勢。

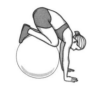

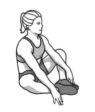

1

2

Tabata 仰臥起坐

1. 身體仰躺，雙腳併攏，膝蓋朝外，腳外緣平放在地板上。頭稍微抬起，雙手放在後腦勺上。
2. 上半身坐起，讓雙手帶動上半身坐正。雙手碰觸腳前的地面後，慢慢以等速往後，回到起始位置。

提髖

1. 身體仰躺，掌心朝下放在身體兩側，兩腳垂直向上伸直。
2. 下腹肌群出力，將骨盆抬離地面再放下，回到起始位置。

直膝夾球捲腹

1. 身體仰躺，將瑜伽球夾在腳中間，兩腿向上伸直。雙腿出力將球夾緊，雙手向上伸直。
2. 將上半身抬離地面，用雙手指尖去碰瑜伽球。然後讓上半身下沉，短暫觸地再抬起。重複動作。

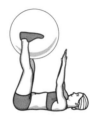

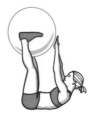

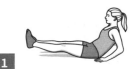

1

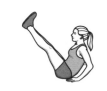

2

腹肌 V 字

1. 坐在地上，雙腳伸直，雙手放在屁股後面。讓雙腳離地，核心出力。
2. 雙腳筆直抬起，盡量朝身體中間靠近，然後慢慢回到起始位置。

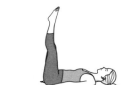

1

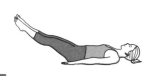

2

抬腿

1. 身體仰躺，手掌掌心朝下放在身體兩側，兩隻腳垂直向上伸直。
2. 核心出力，讓腿慢慢往地面下沉，然後回到起始位置。

小提示：剛開始做這個動作的時候，可以把腳下降到一半高度或者微微屈膝來降低動作的難度。

屈膝轉體

1. 身體仰躺,膝蓋彎曲,讓大腿與地面垂直,
   小腿與地面平行。雙手掌心朝下,放在身體
   兩側。

2. 雙腳輪流朝左右邊倒,兩邊肩膀在動作時要
   緊貼地面。核心用力。

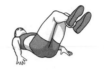

直膝轉體

1. 身體仰躺,雙腳向上伸直。雙手掌心朝下,
   並往兩側伸直。

2. 雙腳輪流朝左右邊倒,肩膀在動作時要緊貼
   地面。核心用力。

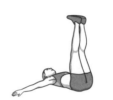
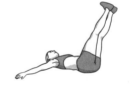

瑜伽球上軀幹旋轉

1. 身體仰躺在瑜伽球上,讓肩膀和胸椎部位靠
   在球上。膝蓋呈直角彎曲,臀肌用力,骨盆
   往上推。雙手向上伸直,掌心貼在一起。

2. 讓上半身左右交替旋轉,視線跟著手移動。
   臀肌與核心出力維持穩定。

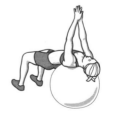
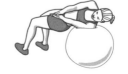

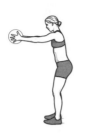

抱球深蹲

1. 雙腳站立與髖關節同寬，腳尖朝前。雙手舉到與肩同高並向前伸直。兩手輕輕抓住小球。

2. 雙膝彎曲，屁股往後下方推移，膝蓋保持在中足上。雙手保持向前伸直。然後站起，回到起始姿勢。

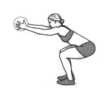

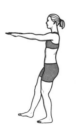

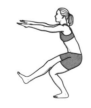

單腳深蹲

1. 單腳站立，手臂與肩膀同高向前伸直。

2. 支撐腳的膝蓋與臀部同時彎曲，臀部盡可能往下坐，另一隻腳伸直懸空，然後回到起始位置。動作時，支撐腳的膝蓋至多彎曲到與腳尖平行。

弓步蹲

1. 雙腳站立與髖關節同寬，腳微微張開。

2. 向前做一個弓步蹲，後腳膝蓋彎曲接近地
   面，前腳膝蓋不超過中足。回到起始位置後
   換腳做。手配合腳的動作前後擺動。

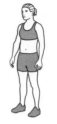

1

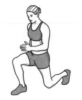

2

滑板弓步蹲

1. 預備做一個弓步蹲，後腳腳尖下面墊一塊毛
   巾，兩腳腳尖都朝前。

2. 後腳膝蓋彎曲接近地面，後腳會因為墊毛巾
   的關係稍微往後滑，讓前腳膝蓋不超過中
   足。後腳出力，把腳往前拉回到起始位置。

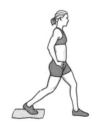

1

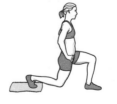

2

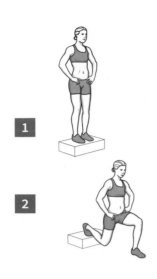

後腳抬高蹲

1. 站在一個矮箱子、椅子,或一個較高穩定的平面上,雙腳與髖關節同寬,腳尖朝前,雙手叉腰,視線看前方,預備做弓步蹲。
2. 一腳往前跨,後腳膝蓋彎曲接近地面,前腳膝蓋不超過中足。接著回到起始位置。

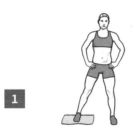

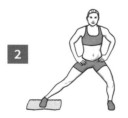

滑板側蹲

1. 雙腳站立與髖關節同寬,一隻腳下方墊一條小毛巾。雙手叉腰。
2. 腳下有小毛巾的那隻腳往側邊滑開,直立的那隻腳膝蓋彎曲,臀部往後下方坐,背部打直。然後慢慢回到起始位置。

橋式

1. 身體仰躺,腳尖抬起,腳跟著地,膝蓋呈直角。雙手平放在身體兩側,手掌朝下。
2. 用臀部的力量將骨盆往上抬高到極限,然後慢慢下沉,快觸地之前再次抬起。

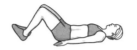

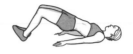

單腳橋式

1. 身體仰躺,一隻腳腳跟著地,同腳膝蓋呈直角彎曲。另一隻腳向上抬起,也呈直角彎曲,使大腿與地面垂直。雙手平放身體兩側,掌心朝下。
2. 用臀部的力量將骨盆往上抬高到極限,然後慢慢下沉,快觸地之前再抬起。

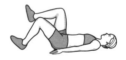

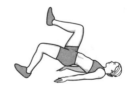

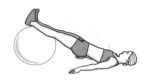

瑜伽球腿後勾

1. 身體仰躺，兩隻腳的小腿都放在瑜伽球上。
   骨盆抬高，腳跟、膝蓋和屁股成一直線。
2. 膝蓋彎曲，把瑜伽球推往屁股的方向。然後
   將雙腿伸直，回到起始姿勢。

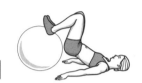

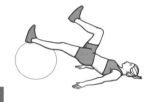

瑜伽球單腳橋式

1. 身體仰躺，雙腳腳跟放在瑜伽球上。把骨盆
   抬高，讓瑜伽球離開身體到雙腳伸直為止。
   腳跟、膝蓋和屁股成一直線。一腳呈直角彎
   曲，將膝蓋拉往胸骨方向。
2. 球上那隻腳慢慢把瑜伽球往屁股方向推，也
   讓膝蓋彎曲。然後再將腳伸直，回到起始姿
   勢。

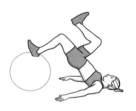

瑜伽球直腿橋式

身體仰躺，雙腳腳跟放在瑜伽球上。雙手放在身體兩側的地板上，骨盆抬高，整個身體從腳跟到肩膀呈一直線。練習時一直維持這個姿勢。

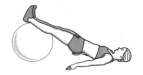

蚌殼式

1. 身體側躺，把彈力帶套在膝蓋上方。膝蓋呈直角彎曲，背部打直。頭靠在手臂上，另一手叉腰。

2. 上方的那隻腳抵抗彈力帶的阻力向上打開，兩隻腳要保持併攏，骨盆保持穩定。然後慢慢回到起始位置。

小技巧：如果骨盆在過程中會前後晃動的話，可以把叉腰的那隻手放在上半身前面撐住，讓身體保持穩定。

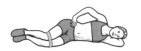
1

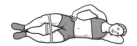
2

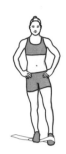

1

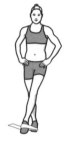

2

彈力帶腿內收

1. 雙腳站立與髖關節同寬。把彈力帶繞成一個圈，套在一隻腳的腳踝上。另外一隻腳踩住彈力帶（也可以把彈力帶固定在某個地方）。把圈內的腳抬高，拉緊彈力帶。
2. 抬高的那隻腳從身體前面往另一側方向移動（或是離開固定點）。然後慢慢回到起始位置。彈力帶在過程中要保持拉緊狀態。

動作變化：也可以使用迷你彈力帶套在兩腳踝關節上來做。

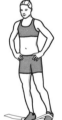

1

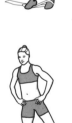

2

彈力帶腿外展

1. 雙腳站立與髖關節同寬，把彈力帶繞成一個圈，套在一腳隻的腳踝上。另外一隻腳踩住彈力帶（或是把彈力帶固定在某個地方），把圈內的腳抬高，拉緊彈力帶。
2. 抬高的那隻腳朝身體外側抬起，然後慢慢回到起始位置。彈力帶在過程中都要保持拉緊狀態。

動作變化：也可以用迷你彈力帶套在兩腳腳踝上來做。

舉踵

1. 雙腳站立與髖關節同寬。
2. 腳跟慢慢抬高，再慢慢放下，回到起始位置。

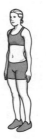

1

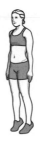

2

國家圖書館出版品預行編目資料

50組在家徒手健身腹腿臀計畫/卡特琳娜‧布林克曼(Katharina
Brinkmann) 著；曾致祥譯. -- 初版. -- 臺北市：商周出版：家庭傳媒
城邦分公司發行, 2021.02
面； 公分. -- (Live & learn ; 82)

譯自：50 Workouts –Bauch, Beine, Po. Die besten Übungsreihen für die
perfekte Bikinifigur

ISBN 978-986-5482-00-8 (平裝)

1.健身運動 2.運動訓練

411.711   110002244

50 組在家徒手健身腹腿臀計畫
50 Workouts –Bauch, Beine, Po. Die besten Übungsreihen für die perfekte Bikinifigur

作　　　者／卡特琳娜‧布林克曼Katharina Brinkmann
譯　　　者／曾致祥
責 任 編 輯／余筱嵐

版　　　權／劉鎔慈、吳亭儀
行 銷 業 務／王瑜、林秀津、周佑潔
總 編 輯／程鳳儀
總 經 理／彭之琬
發 行 人／何飛鵬
法 律 顧 問／元禾法律事務所　王子文律師
出　　　版／商周出版
　　　　　　台北市 104 民生東路二段 141 號 9 樓
　　　　　　電話：(02) 25007008　傳真：(02)25007759
　　　　　　E-mail：bwp.service@cite.com.tw
　　　　　　Blog：http://bwp25007008.pixnet.net/blog
發　　　行／英屬蓋曼群島商家庭傳媒股份有限公司 城邦分公司
　　　　　　台北市中山區民生東路二段 141 號 2 樓
　　　　　　書虫客服服務專線：02-25007718；25007719
　　　　　　服務時間：週一至週五上午 09:30-12:00；下午 13:30-17:00
　　　　　　24 小時傳真專線：02-25001990；25001991
　　　　　　劃撥帳號：19863813；戶名：書虫股份有限公司
　　　　　　讀者服務信箱：service@readingclub.com.tw
　　　　　　城邦讀書花園：www.cite.com.tw
香港發行所／城邦（香港）出版集團有限公司
　　　　　　香港灣仔駱克道 193 號東超商業中心 1 樓；E-mail：hkcite@biznetvigator.com
　　　　　　電話：(852) 25086231　傳真：(852) 25789337
馬新發行所／城邦（馬新）出版集團 Cite (M) Sdn. Bhd.
　　　　　　41, Jalan Radin Anum, Bandar Baru Sri Petaling, 57000 Kuala Lumpur, Malaysia.
　　　　　　Tel: (603) 90578822 Fax: (603) 90576622 Email: cite@cite.com.my

封 面 設 計／斐類設計
排　　　版／極翔企業有限公司
印　　　刷／韋懋印刷事業有限公司
總 經 銷／聯合發行股份有限公司
　　　　　　電話：(02)2917-8022　傳真：(02)2911-0053
　　　　　　地址：新北市 231 新店區寶橋路 235 巷 6 弄 6 號 2 樓

■ 2021 年 2 月 25 日初版   Printed in Taiwan
定價 350 元

城邦讀書花園
www.cite.com.tw

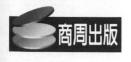

104　台北市民生東路二段141號2樓

英屬蓋曼群島商家庭傳媒股份有限公司城邦分公司　收

- -

請沿虛線對摺，謝謝！

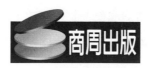

書號：BH6082　　書名：50組在家徒手健身腹腿臀計畫　編碼：

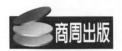 商周出版

讀者回函卡

感謝您購買我們出版的書籍！請費心填寫此回函卡，我們將不定期寄上城邦集團最新的出版訊息。

不定期好禮相贈！
立即加入：商周出版
Facebook 粉絲團

姓名：_____ 性別：□男 □女

生日：西元_____年_____月_____日

地址：_____

聯絡電話：_____ 傳真：_____

E-mail ：

學歷：□ 1. 小學 □ 2. 國中 □ 3. 高中 □ 4. 大學 □ 5. 研究所以上

職業：□ 1. 學生 □ 2. 軍公教 □ 3. 服務 □ 4. 金融 □ 5. 製造 □ 6. 資訊

□ 7. 傳播 □ 8. 自由業 □ 9. 農漁牧 □ 10. 家管 □ 11. 退休

□ 12. 其他_____

您從何種方式得知本書消息？

□ 1. 書店 □ 2. 網路 □ 3. 報紙 □ 4. 雜誌 □ 5. 廣播 □ 6. 電視

□ 7. 親友推薦 □ 8. 其他_____

您通常以何種方式購書？

□ 1. 書店 □ 2. 網路 □ 3. 傳真訂購 □ 4. 郵局劃撥 □ 5. 其他_____

您喜歡閱讀那些類別的書籍？

□ 1. 財經商業 □ 2. 自然科學 □ 3. 歷史 □ 4. 法律 □ 5. 文學

□ 6. 休閒旅遊 □ 7. 小說 □ 8. 人物傳記 □ 9. 生活、勵志 □ 10. 其他

對我們的建議：_____

_____

_____